医药高等职业教育药学类规划教材

药用化学

胡高波　吕延文　姜莉苑　主编

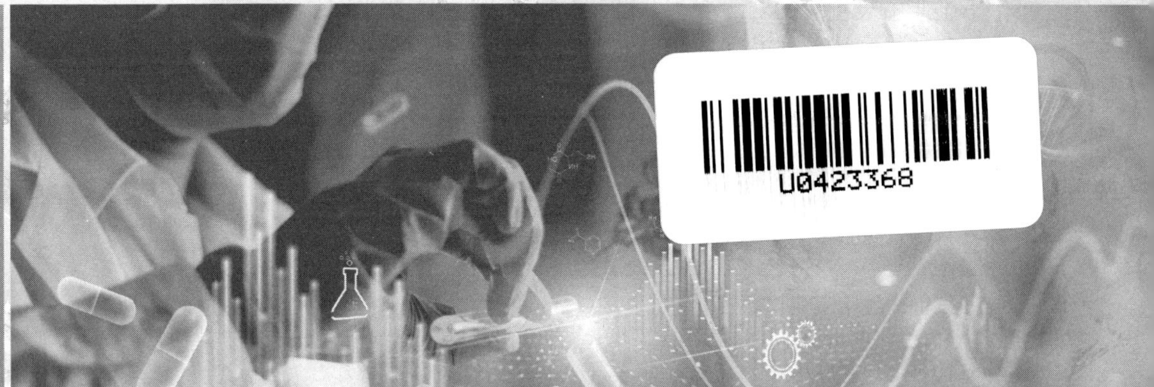

Medicinal Chemistry

化学工业出版社

·北京·

内容简介

本书按照全国医药高等职业教育药学类规划教材建设方案的要求编写，涉及无机化学、分析化学和有机化学部分内容，在前期课程自编讲义和课件等资源的基础上，进一步整合，基于专业岗位所需，形成特色鲜明、重难点突出、知识点清晰、视频动画形象生动的教材。

本书作为后续校级慕课的建设教材基础，同时也为中药学专业中五年一贯制人才培养所需教材作铺垫。

图书在版编目（CIP）数据

药用化学 / 胡高波，吕延文，姜莉苑主编. -- 北京：化学工业出版社，2024. 8. -- （医药高等职业教育药学类规划教材）. -- ISBN 978-7-122-46474-3

Ⅰ. R914

中国国家版本馆 CIP 数据核字第 20245FB306 号

责任编辑：张 蕾		装帧设计：张 辉	
责任校对：李 爽			

出版发行：化学工业出版社
（北京市东城区青年湖南街 13 号　邮政编码 100011）
印　　装：河北延风印务有限公司
710mm×1000mm　1/16　印张 14　字数 260 千字
2024 年 9 月北京第 1 版第 1 次印刷

购书咨询：010-64518888　　　　　　售后服务：010-64518899
网　　址：http://www.cip.com.cn
凡购买本书，如有缺损质量问题，本社销售中心负责调换。

定　　价：49.80 元　　　　　　　　　版权所有　违者必究

编写人员名单

主　编　胡高波　吕延文　姜莉苑

副主编　甘椿椿　陈　高　余琦慧　金　湛

编　者　方明春（浙江佐力药业股份有限公司）
　　　　　甘椿椿（衢州职业技术学院）
　　　　　叶海伟（台州职业技术学院）
　　　　　江大为（衢州职业技术学院）
　　　　　吕延文（衢州职业技术学院）
　　　　　李梦盈（衢州职业技术学院）
　　　　　沈妍彦（浙江经贸职业技术学院）
　　　　　余琦慧（衢州职业技术学院）
　　　　　余彩娥（衢州市中医医院）
　　　　　陈　高（衢州职业技术学院）
　　　　　金　湛（衢州职业技术学院）
　　　　　胡高波（衢州职业技术学院）
　　　　　姜莉苑（衢州职业技术学院）
　　　　　姚　婷（海宁卫生学校）
　　　　　郑　亿（衢州职业技术学院）

前　言

当今社会科学技术的快速发展，全面主导着社会的进步。全方位推进、优化素质教育显得尤为重要。高等学校应不断调整、更新课堂教学以及实验教学的相关内容，才能适应高速发展的社会需要。

本书按照全国医药高等职业教育药学类规划教材建设方案的要求编写，涉及无机化学、分析化学和有机化学重点内容，主要面向职业教育药学、中药学专业学生使用。针对当前学生化学基础薄弱的实际问题，结合职业教育课程性质与人才培养目的、行业就业岗位能力需求等，满足不同学校、不同专业人才培养目标，培养学生安全生产意识，强化基础知识和基础技能，并从基础技能到专业技能，再到综合技能，递进式的能力培养，启迪改革创新思维，全面提升学生的能力和综合素养。

本书在前期课程自编讲义和课件等资源的基础上，进一步整合，基于专业岗位所需，形成特色鲜明、重难点突出、知识点清晰、视频动画形象生动的教材。并作为后续校级慕课的建设教材基础，同时也为中药学专业中五年一贯制人才培养所需教材作铺垫。

由于编写时间较短、水平限制等原因，难免存在不足之处，敬请广大读者在使用过程中予以指正，以提高本书质量。

编　者

2024 年 4 月

目 录

第一章　绪论 ··· 001

- 第一节　化学与药学 ··· 001
- 第二节　元素周期律 ··· 003
- 第三节　化学键 ··· 004
- 第四节　有机化合物 ··· 005
- 第五节　化学实训室安全规则 ··· 009
- 第六节　化学实训室常用仪器 ··· 011
- 第七节　化学实训室常规操作 ··· 016
- 知识小结 ··· 020

第二章　烷烃 ··· 021

- 第一节　烷烃的定义和结构 ··· 022
- 第二节　烷烃的命名 ··· 024
- 第三节　常见的烷烃 ··· 027
- 第四节　烷烃的性质 ··· 029
- 知识小结 ··· 033
- 课后检测 ··· 034

第三章　不饱和烃 ··· 036

- 第一节　不饱和烃的定义和结构 ··· 036
- 第二节　不饱和烃的命名 ··· 037
- 第三节　常见的不饱和烃 ··· 039
- 第四节　不饱和烃的性质 ··· 043
- 知识小结 ··· 048
- 课后检测 ··· 048

第四章　芳香烃 051

第一节　芳香烃的定义和结构 051
第二节　芳香烃的命名 053
第三节　常见的芳香烃 055
第四节　芳香烃的性质 057
知识小结 060
课后检测 060

第五章　醇、酚、醚 062

第一节　醇、酚、醚的定义和结构 062
第二节　醇、酚、醚的命名 064
第三节　常见的醇、酚、醚 066
第四节　醇、酚、醚的性质 069
知识小结 074
课后检测 075
实训　苯酚的显色反应 077

第六章　醛、酮 079

第一节　醛、酮的定义和结构 079
第二节　醛、酮的命名 081
第三节　常见的醛、酮 082
第四节　醛、酮的性质 085
知识小结 088
课后检测 089
实训　醛的氧化反应 090

第七章　羧酸、羧酸衍生物及取代羧酸 092

第一节　羧酸的定义和结构 092
第二节　羧酸的命名 093
第三节　常见的羧酸 095
第四节　羧酸的性质 098

第五节　羧酸衍生物 100
　　第六节　取代羧酸 102
　　知识小结 107
　　课后检测 108
　　实训　乙酸乙酯的制备 110

第八章　含氮化合物 112

　　第一节　含氮化合物的定义和结构 112
　　第二节　胺的定义和分类 113
　　第三节　胺的命名 114
　　第四节　常见的含氮化合物 115
　　第五节　胺类性质 117
　　知识小结 119
　　课后检测 119

第九章　杂环化合物 121

　　第一节　分类 121
　　第二节　命名 122
　　第三节　常见的杂环化合物 124
　　第四节　杂环化合物的性质 129
　　知识小结 130
　　课后检测 130

第十章　糖类与脂类 132

　　第一节　糖类 132
　　第二节　脂类 138
　　知识小结 142
　　课后检测 142
　　实训　皂化反应 144

第十一章　同分异构 … 146

第一节　定义和分类 … 146
第二节　构造异构 … 147
第三节　顺反异构 … 149
第四节　对映异构 … 152
知识小结 … 156
课后检测 … 156

第十二章　提取 … 158

第一节　概述 … 158
第二节　溶剂提取法 … 159
第三节　其他经典提取法 … 163
第四节　现代提取方法 … 164
知识小结 … 166
课后检测 … 166
实训　柱色谱分离 … 167

第十三章　分离 … 169

第一节　物理分离方法 … 169
第二节　化学分离方法 … 170
第三节　色谱法分离 … 172
第四节　柱色谱法 … 174
第五节　薄层色谱法 … 176
知识小结 … 178
课后检测 … 179
实训　薄层色谱板的制备与应用 … 180

第十四章　分析鉴定 … 182

第一节　定量分析法 … 182
第二节　滴定分析法 … 184
第三节　紫外-可见分光光度法 … 188

  第四节 红外吸收光谱法 ……………………………………………… 193
  第五节 其他仪器分析方法 ………………………………………… 195
  知识小结 ……………………………………………………………… 197
  课后检测 ……………………………………………………………… 197
  实训 酸碱滴定 …………………………………………………… 199

第十五章 合成 …………………………………………………………… 201

  第一节 概述 ………………………………………………………… 201
  第二节 逆合成分析 ……………………………………………………… 202
  第三节 原则 ………………………………………………………… 203
  第四节 碳架的改变 ……………………………………………………… 204
  第五节 不同化合物的制备 ……………………………………………… 207
  知识小结 ……………………………………………………………… 209
  课后检测 ……………………………………………………………… 209

参考文献 ………………………………………………………………………… 211

第一章 绪论

学习目标		
知识点	技能点	思政点
① 了解化学、药学的起源和两者相互关系 ② 熟悉有机化合物的分类和表达方式	① 能够明确课程的学习内容,有机化合物的常见特征 ② 能够初步分析生活中、药物中的一些化学现象	① 培养勤于学习、善于思考和追求真理的品德 ② 培养求真务实、遵纪守法、开拓创新的职业素养 ③ 加深对党和国家的自豪感,文化自信;激发投身于民族复兴工作中的热情

第一节 化学与药学

一、化学发展史

现代化学思想萌芽于 16~17 世纪的科学革命时期,不过此时期化学并未作为一个独立的学科存在。化学主要依赖医学与冶金业的发展。至 18 世纪末期到 19 世纪中期,现代化学学科基本完成了建制化,主要体现在知识层面上,原子、分子理论得到了确认,社会层面上,现代化学实现了职业化。1860 年 9 月 3 日,首届国际化学家大会在德国举行,这是第一次国际性的化学会议。

我国古代化学有许多令后世称颂的成就,现代化学是从西方引入的,根植于统一的世界科学文明中。我国从 19 世纪中期开始接触认识化学学科,至新中国成立以前,化学的教育、研究和工业等方面得到了较大的发展。1949 年后,我国的化学学科重获新生,由零散逐步整合,学科体系得以迅速发展,在化学的基础理论、应用研究和化学工业等方面硕果累累。

二、药学发展史

人类在生存和劳动中，本能选择必需的物质来抑制各种疾病，从而诞生了药物。这种认识药物、使用药物的过程就是药学的前身。因药物基本来源于植物，所以古代的药学也称本草学。东汉初年成书的《神农本草经》记载了我国古代数百年的临床用药经验，书中收载药物多达 365 种，并提出了上、中、下三品药物的分类法，见表 1-1。《神农本草经》为我国古代药物学奠定了基础，对后世的发展产生深远的影响，后世历代药物学著作，无不以其所载药物为基础。

表 1-1 《神农本草经》中药物的分类

类别	数量/种	特点	常见药物
上药（君药）	120	无毒，久服不伤人	人参、黄芪、牛黄等
中药（臣药）	120	部分无毒、部分有毒，斟酌其宜	杏仁、羚羊角、生姜等
下药（佐使）	125	多有毒，不可久服	连翘、附子、大黄等

东汉时期，著名医学家张仲景所著《伤寒杂病论》，是现存比较完整的中医古籍，为历代医家所推崇，分为《伤寒论》和《金匮要略》两部分，其中《伤寒论》全书 113 方，用药 80 多种，这些药物经现代科学分析研究，大部分是有疗效的。明朝李时珍所著《本草纲目》对我国和世界药学的发展均有巨大的贡献和深远的影响，曾被翻译为法文、英文、德文、日文等多个版本在国外刊行。清代中期赵学敏所著《本草纲目拾遗》也是一部具有重要价值的药学著作。

19 世纪，西方国家的科技进步迅速，西医药学的知识随之进入我国。我国近代西药学科研究开始于 20 世纪初，但限于当时的化学工业基础薄弱，制药工业不发达，研究的领域和深度都相对有限。1949 年后，药学学科快速发展，医药工业的集中度进一步提高，在国际市场的竞争力持续增强，我国在新药研发等领域正逐步向医药强国迈进。

三、化学与药学的关系

化学是在原子、分子水平上研究物质的组成、结构、性质、转化及其应用的基础自然科学，包括无机化学、有机化学、分析化学等。药学广义上包括了中药学和西药学，中药学主要是研究中药的基本理论和具体药物的来源、采集加工、炮制、性能、功效、适应证及其使用方法的学科。药学是以化学、医学和生物等相关学科为基础发展起来的一门综合性学科，以药物为研究对象，研究药物的发现、开发和合理应用等。

在古代相当长的一个时期，化学和药学其实没有明确的区别，在人类生活生产和疾病治疗中密不可分。随着近代研究的深入，学科体系的细分，才逐渐出现了学科上的划分，化学是药学的基础，在药物的研发、提取分离、分析鉴定以及生产过程中，都涉及化学的相关知识，或者使用到化学的仪器和方法。再者人体是以物质组成的，物质的本质是化学，机体正常生理状态和病理状态，都是特定的化学物质间相互反应不断维持和失去平衡的结果，药物是通过维持或干预这些化学反应来达到治疗的目的。

总而言之，扎实的化学知识，可以为药学的学习打下坚实的基础，《药用化学》教材以有机化学为主，加之分析化学和无机化学的部分内容，以学习各类有机化合物为主线，介绍不同类型结构化合物在药物中的应用以及提取分离、分析鉴定等方法。

第二节　元素周期律

第一张元素周期表是俄国化学家门捷列夫于 1869 年发明的，后经过不断发掘和完善，现今已发现了 118 种元素。这些元素在元素周期表中不是无序排列的，呈现出一定的规律性。

一、原子半径

元素周期表中同一族的原子，随着电子层数的增加，其原子半径逐渐增加；当电子层数一样，即对于同一周期的原子，随着其核外电子数的增加，引力增加，原子的半径逐渐减小。

二、电负性

某个元素的电负性是指该元素原子对电子的吸引能力，指定最活泼的非金属元素氟（F）的电负性最大，为 4.0，其他元素和 F 进行对比计算得出。元素电负性越大，表示其对电子的吸引能力越强，反之则越弱。各元素的电负性大小，如图 1-1

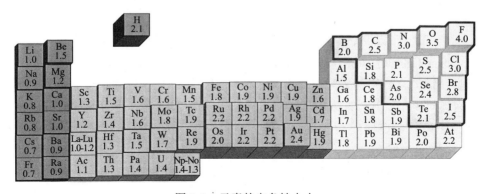

图 1-1　元素的电负性大小

所示，从图中可以发现越靠近元素周期表的右上角方向，元素的电负性就越大。除此之外，元素周期表中还有其他一些规律，如越靠近右上角方向，元素的非金属性越强，如越靠近左下角方向，元素的金属性越强等。

第三节　化学键

通常把纯净物分子或晶体内相邻两个或多个原子(离子)间强烈的相互作用力称为化学键。按照作用方式和强度不同，又可以分为离子键、共价键和金属键，本节主要介绍离子键和共价键。

一、离子键

原子都有形成最外层 8 电子稳定状态的倾向，当电负性相差较大的两种元素的原子相互接近时，电负性小的原子失去电子，形成阳离子；失去的电子转移到电负性大的原子上，形成阴离子，相邻的阴、阳离子之间的静电引力作用即为离子键。一般金属性强的元素（元素周期表左侧）和非金属性强的元素（元素周期表右侧）容易形成离子键，如 NaCl、KBr 等，含有离子键的化合物称为离子化合物。

二、共价键

当电负性相差不大的两种元素的原子相互接近时，电子无法从一个原子转移到另一个原子上，而是各自提供电子形成共用电子对的形式，这种化学键称为共价键，常用一根短线"—"来表示一对共用电子对，如氢分子 H—H，水分子 H—O—H。有机化合物中绝大多数都以共价键的形式存在。

三、配位键

配位键是特殊的共价键，其特殊之处在于共用电子对是由某一个原子提供的，即一个原子提供共用电子对，一个原子接受共用电子对，可以用 A→B 来表示。含有配位键的化合物称为配位化合物，简称配合物。配合物的形成条件是一方原子具有孤对电子，另一方原子具有空的轨道可以接受电子对。在元素周期表中，电负性大的一些非金属元素和过渡金属元素往往容易形成配位键。如血红素中的 Fe 和 N 之间形成配位键，N 提供孤对电子，Fe 有空轨道接受电子对（图1-2）。叶绿素中的 Mg 和 N 之间形成配位键，N 提供孤对电子，Mg 有空轨道接受电子对（图1-3）。

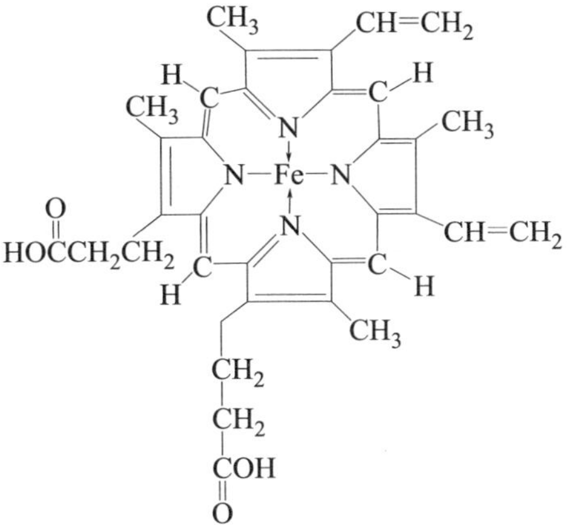

图 1-2 血红素结构 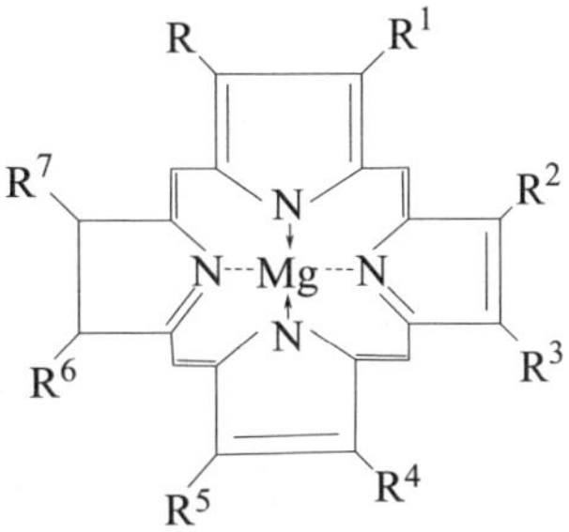　　　　　　图 1-3 叶绿素结构

第四节　有机化合物

人类对未知世界的认知是一个循序渐进的过程，在物质的认识上同样如此。18 世纪末，人们将来源于地壳等无机物质的化合物称为无机物，来源于动植物等有机体的化合物称为有机物，两者之间存在着明显的鸿沟。直到 1828 年，德国化学家弗里德里希·维勒（Friedrich Wohler）用无机化合物氰酸铵人工合成了有机化合物尿素，打破了有机化合物必须来自生命体的"生命力"学说。

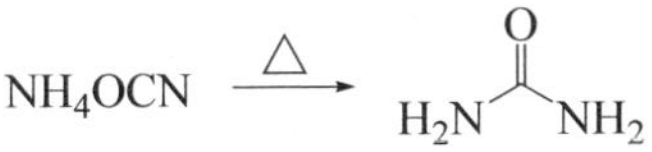

$$NH_4OCN \xrightarrow{\Delta} H_2N-\underset{O}{\overset{\|}{C}}-NH_2$$

氰酸铵（无机物）　　尿素（有机物）

狭义的有机化合物主要是由碳元素、氢元素组成，是一定含碳的化合物，不包括碳的氧化物、碳酸盐等。有机物是生命体的物质基础，随处可见，和人类息息相关，如三大营养物质蛋白质、糖类和脂肪；各类药物；日常生活生产相关的燃气、燃料和材料等。

一、有机化合物的特点

有机化合物在组成、结构、特点等方面与无机物存在较大差异。元素周期表中现已知的元素种类有 118 种，但有机物的组成元素种类相对较少，除 C 和 H 之外，有的还含有 O、N、S、P 和卤素等。在溶解性、熔点、稳定性等方面，无机物和有机物也区别较大，见表 1-2。

二、有机化合物的分类

有机化合物的数量庞大，为了便于学习和研究，对其进行合理的分类非常有必要。目前，有机化合物的分类一般有两种方法。

表 1-2 无机物和有机物的区别

性质	无机物	有机物
可燃性	一般不能燃烧	大多数可以燃烧
溶解性	多数易溶于水，难溶于有机溶剂	大多数易溶于有机溶剂，难溶于水
熔点	一般熔点较高	多数熔点较低，一般不超过 400℃
稳定性	一般较稳定，受热不易分解	大多数稳定性较差，受热易分解，部分甚至在常温下也易分解
化学反应	以离子反应为主，速率相对较快，反应条件相对简单，且产物单一	以分子间反应为主，速率相对较慢，反应条件复杂，产物多样

1. 根据碳骨架进行分类

（1）开链化合物　分子中 C 原子通过单键、双键和三键等形式相互以开放的链状形式连接，称为开链化合物，因最初在脂肪中发现，所以又称脂肪族化合物。

（2）环状化合物　分子中除开链的连接形式外，还有呈现环状的连接方式，称环状化合物。如果环上都是碳原子，则称碳环化合物；如果环上除碳原子外还有其他原子，则称杂环化合物。碳环化合物又可以根据分子中是否含芳香结构，分为脂环族化合物和芳香族化合物。

有机化合物分类见图 1-4。

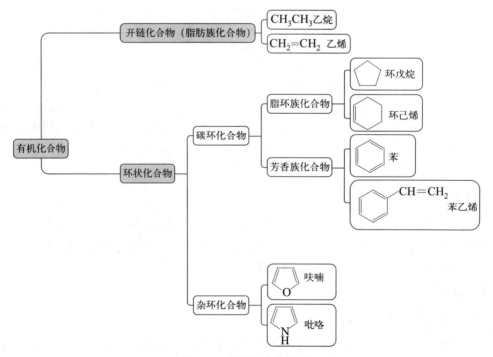

图 1-4 有机化合物分类

2. 根据官能团进行分类

有机化合物中有些特殊的原子或者基团，能够决定某一类有机物的性质，称为官能团。官能团相同的化合物，一些理化性质往往相似，因此有机化合物也可以根据官能团进行分类，常见有机化合物官能团结构及名称等见表1-3。

表1-3 常见有机化合物及其官能团

化合物类别	官能团名称	官能团结构	常见化合物
烯烃	碳碳双键	>C=C<	$H_2C=CH_2$ 乙烯
炔烃	碳碳三键	—C≡C—	CH≡CH 乙炔
醇、酚	羟基	—OH	CH_3CH_2OH 乙醇、⌬—OH 苯酚
醚	醚键	—O—	CH_3—O—CH_3 甲醚
醛	醛基	—CHO	CH_3CHO 乙醛
酮	羰基	>C=O	H_3C—CO—CH_3 丙酮
羧酸	羧基	—COOH	CH_3COOH 乙酸
胺	氨基	—NH_2	$CH_3CH_2NH_2$ 乙胺
磺酸	磺酸基	—SO_3H	⌬—SO_3H 苯磺酸

三、有机化合物的表达方式

1. 结构式

有机化合物中，原子和原子之间基本以共价键的形式连接，把化合物结构中的共价键用"—"表示，并按原子顺序排列起来，这就是化合物的结构式。

甲烷　　乙烷　　丙烯　　苯

2. 结构简式

如果把结构式中的碳碳单键、碳氢键等单键省去，得到相对简单的表达方法，这就是化合物的结构简式。

CH₄（甲烷）　　　　CH₃CH₃（乙烷）　　　　CH₂=CHCH₃（丙烯）

3. 分子式

如果再进一步把结构简式中相同的元素合并，并标示出元素的数量，就是化合物的分子式。

CH₄（甲烷）　　C₂H₆（乙烷）　　C₃H₆（丙烯）　　C₆H₆（苯）

4. 键线式

如果把结构式或结构简式中 C 和 H 都省略不写，用线段来表示，线段的起点和转折点都代表 C 原子，这就是化合物的键线式。但官能团上的 H 原子要保留，不能省略，其他原子则如实写出。环状化合物用键线式来表达更为方便。

化合物结构式、结构简式、分子式和键线式的表达方式示例见表 1-4。

表 1-4　化合物表达方式

化合物	结构式	结构简式	分子式	键线式
甲烷	H–CH₂–H (H上下)	CH₄	CH₄	无
乙烷	H₃C–CH₃	CH₃CH₃	C₂H₆	一般不用
丙烷	H₃C–CH₂–CH₃	CH₃CH₂CH₃	C₃H₈	∧
丙烯	H₂C=CH–CH₃	CH₂=CHCH₃	C₃H₆	⫽
乙醇	H₃C–CH₂–OH	CH₃CH₂OH	C₂H₆O	∕\OH
乙酸	H₃C–C(=O)–OH	CH₃COOH	C₂H₄O₂	⫽O / OH
环丙烷	(环丙烷结构式)	△	C₃H₆	△

续表

化合物	结构式	结构简式	分子式	键线式
苯酚	(结构式图)	⌬—OH	C_6H_6O	⌬—OH
苯乙烯	(结构式图)	⌬—CH=CH₂	C_8H_8	⌬—CH=CH₂

随堂练习:请写出 $CH_3CH_2CH_2CH_3$ 和 $CH_3CH_2CH_2CH_2Cl$ 的键线式。

第五节 化学实训室安全规则

化学是一门建立在实训基础上的学科,化学实训是化学课程的重要组成部分,通过实训可以帮助学生将抽象、难以理解的知识转化为有趣、生动的实训现象,从而培养学生理论联系实际的能力,通过实训可进一步巩固理论知识。但化学实训室是一个相对复杂的环境,为保证实训安全、实训教学的正常开展,学生必须掌握相应的实训室守则和安全规则。

一、化学实训室学生守则

1. 实训课前应该认真预习,明确实训目的、步骤,初步了解本实训所用仪器的性能及使用方法。

2. 进入实训室一律穿实验服,服装整洁,不准穿拖鞋、背心进入实训室。

3. 保持实训室内安静、整洁,有秩序地进行实训。不准高声谈笑,不准随地吐痰、乱抛纸屑杂物,保持室内整洁。不准在实训室内吸烟、饮水和进食。

4. 实训过程中不准动用与本实训无关的其他仪器设备,不准把仪器设备、化学试剂等私自带出实训室。

5. 必须爱护实训室内所有的仪器、玻璃器皿,不得随便动,更不能蓄意破坏。

6. 实训结束后,将仪器、玻璃器皿清洗干净,并按规定要求存放原处,保持清洁环境,关闭水电和门窗。

7. 实训课结束后,要认真分析实训结果,精确处理数据,按要求写出实训报告。

二、用电安全

1. 用电前,首先检查电源开关和设备各部分是否良好,能否正常运行。如果有故障,应先排除后,方可接通电源。离开实训室前,应该先检查是否切断所有电源。
2. 在使用电器设备时,应该在老师的培训和指导下操作,如果电器设备出现过热或者闻到焦煳味时,应该立即切断电源,并报告老师。
3. 切勿用沾水的手触碰电源开关,应该保持仪器电路和设备的干燥状态。
4. 不得擅自拆开实训室的电器设备,不得私拉乱接电线。

三、有毒物品和化学试剂安全

1. 所有涉及有毒物品或有挥发性的化学品的实训必须在实训室通风橱内操作。
2. 一切有毒物品及化学药剂,要在老师的指导下严格按类存放、保管、发放、使用,并妥善处理剩余物品和残毒物品。
3. 在进行化学实训操作中,无论所使用的化学品是否具有毒性,都应该尽可能减少人体与化学品的接触机会。因此,必须穿干净整洁的实训服,做好最基本的防护。应根据实训需要,佩戴护目镜、防护面罩、口罩或符合规格的手套等。
4. 注意保持个人卫生和遵守个人防护规程,穿戴好防护衣物,实训完毕及时洗手。
5. 一些常见的有毒化学物:无机氰化物、$HgCl_2$ 等可溶性汞化物、苯、芳香硝基化合物、卤素单质及其氢化物、CO、强酸强碱等。

四、防火安全

1. 熟悉实训室灭火器、洗眼喷淋装置、安全出口的具体位置以及如何使用消防灭火装置。
2. 了解各类易燃易爆品知识及消防知识,遵守各种防火规则。
3. 如果发现电线及电器设备起火时,须先切断总电源,再用四氯化碳灭火器熄灭,并及时通知老师。不许用水或泡沫灭火器扑灭燃烧的电线、电器。
4. 如果实训过程中小范围起火,应立即用湿石棉布或湿抹布扑灭明火,并切断电源,关闭总电闸、煤气阀。易燃液体(多为有机物)着火时,切不可用水去浇,如果火情范围较大,应立即用消防砂、泡沫灭火器或干粉灭火器扑灭。精密仪器起火,应用四氯化碳灭火器。实验室起火,不宜用水扑救。
5. 常见易燃的化学物:甲烷、甲醇、乙醇、煤油、白磷等。常见易爆化学物:H_2、硝酸铵、乙醚、三硝基甲苯、甘油等。

第六节　化学实训室常用仪器

一、电子天平

电子天平是用于精确称量一定量物质的仪器（图1-5），具有称量速度快、精度高等特点，是实训室使用极其广泛的称量仪器。

1. 使用前注意事项

（1）调水平　天平开机前，应观察天平水平仪内的水泡是否位于圆环的中心，如未处于中心位置，则通过天平的地脚螺栓进行调节。

（2）预热　天平在初次接通电源或长时间断电后开机时，至少需要30分钟的预热时间。因此，实验室电子天平在通常情况下，不要经常切断电源。

2. 称量时步骤及注意事项

（1）按下ON/OFF键，接通显示器。

（2）等待仪器自检。当显示器显示零时，自检过程结束，天平可进行称量；称量时垫称量纸或使用烧杯等容器。按显示屏两侧的Tare键去皮，待显示器显示零时，在称量纸或烧杯中添加所要称量的试剂，称量时应关闭天平所有的玻璃门。

3. 使用后注意事项

每次称量后，要取出称量纸或烧杯，清洁天平，避免对天平造成污染而影响称量精度，称量完毕后，如后续长时间不用，按ON/OFF键，关断显示器。

二、移液管

移液管为两端细直，中间有一膨大部分，下端有尖锐出口的带计量刻度玻璃管（图1-6）。用于准确移取一定体积溶液的量出式量器，只用来测量它所放出溶液的体积。常用规格：10mL、25mL、50mL等数种。

1. 使用前注意事项

（1）检查　移液管的准确度等级是否符合使用要求；移液管的管口和尖嘴有无破损，若有破损则不能使用；移液管应具有相应的标志（如厂名或商标、标准温度、型式标记、标称容量、准确度等级、材质）。

（2）洗涤　先用铬酸（或洗涤剂）洗液润洗，以除去管内壁的油污，然后用自来水冲洗残留的洗液，再用蒸馏水洗净，洗净后的移液管内壁应不挂水珠。

（3）润洗　移取溶液前，用滤纸将尖端内外的水除去，然后用待移取的溶液将移液管润洗三次，润洗过的溶液应从尖口放出，弃去。

2. 使用步骤

（1）吸液　以右手拇指及中指捏住管颈标线以上的地方，将移液管插入供试品溶液液面下约 1cm，不应伸入太多，以免管尖外壁粘有溶液过多，也不应伸入太少，以免液面下降后而吸空。

先把橡皮吸球内空气尽量压出，再紧插在管口上。左手拿橡皮吸球轻轻将溶液吸上，眼睛注意正在上升的液面位置，移液管应随容器内液面下降而下降。当液面上升到刻度标线以上约 1cm 时，迅速移去吸耳球，用右手食指堵住管口[图 1-7（a）]。

（2）调节液面　取出移液管，用滤纸条拭干移液管下端外壁，并使之与地面垂直，稍微松开右手食指，使液面缓缓下降，此时视线应平视标线，直到弯月面与标线相切，立即按紧食指，使液体不再流出。

（3）放液　将移液管移入准备接受溶液的容器中，使其出口尖端接触器壁，使容器微倾斜，而移液管直立，然后放松右手食指，使溶液自由地顺壁流下，待溶液停止流出后，一般等待 15 秒拿出[图 1-7（b）]。注意此时移液管尖端仍残留有一滴液体，不可吹出。因为在校正移液管时，已经考虑了末端所保留溶液的体积，否则就造成体积误差，影响结果的准确度。对于标有吹的刻度吸管要把管尖的液体吹出。

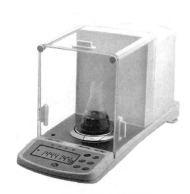

图 1-5　电子天平

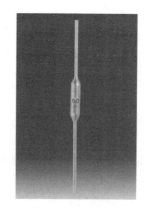

图 1-6　移液管

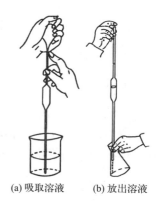

(a) 吸取溶液　(b) 放出溶液

图 1-7　移液操作

3. 使用后注意事项

移液管在使用完毕后，应立即用自来水及蒸馏水冲洗干净，置于移液管架上，自然晾干或烘干。

三、容量瓶

容量瓶（图 1-8）是细颈、梨形的平底玻璃瓶，瓶口配有磨口玻璃塞或塑料塞系在瓶颈上，以防止损坏或丢失。容量瓶上标有温度和容积，表示在所指温度下，液体的凹液面与容量瓶颈部的刻度相切时，溶液体积恰好与瓶上标注的体积相等。容量瓶用于配制一定体积且浓度准确的溶液。常用规格有 100mL、250mL、1000mL 等多种。

1. 使用前注意事项

（1）洗涤　用自来水洗涤，倒出水后，内壁如不挂水珠，再用蒸馏水洗好备用（必要时可用洗液洗涤）。

（2）检漏　往瓶内加入一定量水，塞好瓶塞，用食指摁住瓶塞，另一只手托住瓶底，把瓶倒立过来，观察瓶塞周围是否有水漏出［图 1-9（a）］。如果不漏水，将瓶正立并将瓶塞旋转 180°后塞紧，再把瓶倒立过来，检查是否漏水，经检查不漏水的容量瓶才能使用。

2. 使用时步骤

（1）溶　将固体试剂或液体试剂放在烧杯中，用少量溶剂溶解，注意在溶解或稀释时有明显的热量变化，就必须待溶液的温度恢复室温后才能向容量瓶中转移。

（2）转　右手拿玻璃棒，左手拿烧杯，使烧杯紧靠玻璃棒，棒的下端靠在瓶颈内壁上，通过玻璃棒引流，使溶液沿内壁流入容量瓶中［图 1-9（b）］。

（3）洗　少量蒸馏水洗玻璃棒和烧杯内壁 3～5 次（每次 5～10mL），将洗出液定量转入容量瓶中。

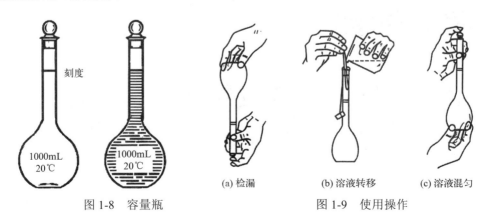

图 1-8　容量瓶　　　　图 1-9　使用操作

（4）定　加水至容量瓶的 2/3 时，拿起容量瓶（注意不要加塞），按同一方向摇动几周，使溶液初步混匀，继续加水至距离标线 1cm 处，等待 1～2 分钟使附在瓶颈内壁的溶液流下。用滴管滴加蒸馏水至弯月面下缘与标线恰好相切。

（5）摇　盖上瓶塞，用左手食指按住塞子，其余手指拿住瓶颈标线以上部分，右手用指尖托住瓶底，将瓶倒置，再倒转过来，如此反复 10 次左右，使溶液充分混合均匀[图 1-9（c）]。

3. 使用注意事项

（1）容量瓶用毕应及时洗涤干净，塞上瓶塞，并在塞子与瓶口之间夹一条纸条，防止瓶塞与瓶口粘连。

（2）容量瓶不能进行加热。如果溶质在溶解过程中放热，要待溶液冷却后再进行转移，因为一般的容量瓶是在 20℃的温度下标定的，若将温度较高或较低的溶液注入容量瓶，容量瓶会热胀冷缩，所量体积就会不准确，导致所配制的溶液浓度不准确。

（3）容量瓶只能用于配制溶液，不能储存溶液，因为溶液可能会对瓶体造成腐蚀，从而使容量瓶的精度受到影响。

四、加热设备

化学实训室常见的加热仪器有酒精灯、酒精喷灯、电炉、水浴锅、电热套和油浴锅等（图 1-10）。在有机化学实训室或者进行有机化学实训时，尽量避免使

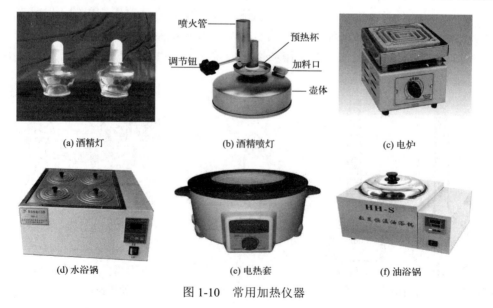

图 1-10　常用加热仪器

用酒精灯等明火加热的热源，因空气中的有机溶剂蒸气遇明火，发生爆炸的概率会大大提升。

五、其他常用仪器

1. 漏斗类

主要用于不互溶体系的分离（图 1-11）。

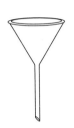 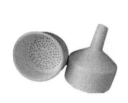 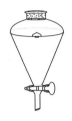 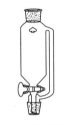

(a) 普通漏斗
用于固液不互溶体系的分离

(b) 布氏漏斗
用于抽滤使用

(c) 分液漏斗
用于萃取以及液液不互溶体系的分离

(d) 恒压滴液漏斗
可以恒速将反应物加入到体系中

图 1-11　常用漏斗

2. 反应类

主要为化学反应提供场所（图 1-12）。

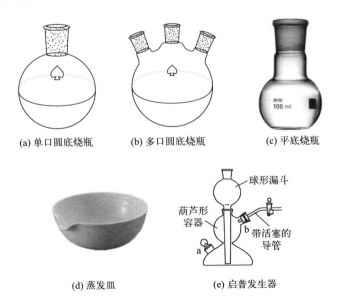

(a) 单口圆底烧瓶　(b) 多口圆底烧瓶　(c) 平底烧瓶

(d) 蒸发皿　(e) 启普发生器

图 1-12　常用反应仪器

3. 冷凝类

可以将热的蒸气冷凝成液体，常用于蒸馏等（图1-13）。

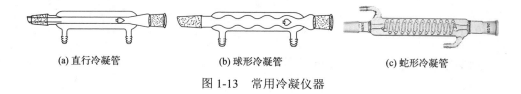

(a) 直行冷凝管　　　　(b) 球形冷凝管　　　　(c) 蛇形冷凝管

图1-13　常用冷凝仪器

第七节　化学实训室常规操作

一、仪器的洗涤

实训室中常用的烧杯、锥形瓶、试管、漏斗等一般的玻璃器皿，在使用后需及时清洗干净，其原理为利用物理或化学的方法，使难溶于水的物质变成易溶于水的物质。

可用毛刷蘸去污粉或合成洗涤剂刷洗，再用自来水冲洗干净，然后用蒸馏水或去离子水润洗三次。

移液管、吸量管、容量瓶等具有精确刻度的仪器，可先采用合成洗涤剂洗涤，用自来水冲洗干净后，再用蒸馏水或去离子水润洗三次。如果未洗干净，可用铬酸洗液进行洗涤，洗净的标准为内壁附着均匀水膜，不聚成水滴，也不成股流下。

二、溶液的配制和稀释

1. 配制一定溶质质量分数的溶液

（1）计算　算出所需溶质和水的质量，把水的质量换算成体积。如溶质是液体时，要算出溶液的体积。

（2）称量　用天平称取固体溶质的质量；用量筒量取所需液体、水的体积。

（3）溶解　将固体或液体溶质倒入烧杯中，分次加入所需的水，用玻璃棒搅拌使溶质完全溶解。

2. 配制一定物质的量浓度的溶液

（1）计算　算出固体溶质的质量或液体溶质的体积。

（2）称量　用天平称取固体溶质质量，用量筒量取所需液体溶质的体积。

（3）溶解　将固体或液体溶质倒入烧杯中，加入适量的蒸馏水（约为所配溶液体积的1/6），用玻璃棒搅拌使之溶解，冷却至室温后，将溶液引流至容量瓶中。

（4）洗涤（转移）　用适量蒸馏水将烧杯及玻璃棒洗涤2~3次，将洗涤液注入容量瓶，振荡，使溶液混合均匀。

（5）定容　继续往容量瓶中小心地加水，直到液面接近刻度1~2cm处，改用胶头滴管加水，使溶液凹面恰好与刻度相切。把容量瓶盖紧，再次振荡摇匀。

3. 配制1mol/L的NaCl溶液100mL

（1）用分析天平称取适量NaCl固体，放置于烧杯中。

（2）加入少量的蒸馏水，边搅拌边使NaCl固体溶解于水中。

（3）将烧杯中液体转移到100mL容量瓶中，用少量水多次洗涤烧杯，洗涤液一并转移到容量瓶中。

（4）加水至容量瓶刻度线下1~2cm处，改用滴管滴加至刻度线，摇匀溶液，静置备用。

4. 稀释得到0.1mol/L的NaCl溶液100mL

（1）取上述配制好的1mol/L的NaCl溶液10mL至另一100mL容量瓶中。

（2）加水至容量瓶刻度线下1~2cm处，改用滴管滴加至刻度线，摇匀溶液，静置得到0.1mol/L的NaCl溶液。

三、过滤与抽滤

过滤主要用于分离固体和液体不互溶的体系。操作时要注意一贴，即滤纸要紧贴漏斗的内壁；二低，即滤纸边缘低于漏斗边缘，滤液液面低于滤纸边缘；三靠，即烧杯口紧靠玻璃棒，玻璃棒下端紧靠三层滤纸处，漏斗下端管口紧靠烧杯内壁（图1-14）。

抽滤也称减压过滤，因加大了过滤介质两侧的压力差，故过滤速率高，过滤的时间缩短。抽滤装置如图1-15所示，利用水泵的负压原理将空气带走，从而使抽滤瓶内压力减小，在布氏漏斗内的液面与抽滤瓶内造成一个压力差提高了过滤的速度。在连接水泵的橡胶管和抽滤瓶之间安装一个安全瓶，用以防止因关闭水阀或水泵后水流速度的改变引起水倒吸进入抽滤瓶将滤液沾污并冲稀。也正因为如此，在停止过滤时，应先从抽滤瓶上拔掉橡胶管然后才关闭水泵。

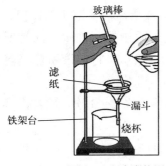
图 1-14 过滤装置

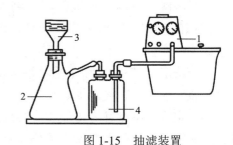
图 1-15 抽滤装置
1—水泵；2—抽滤瓶；3—布氏漏斗；4—安全瓶

四、旋转蒸发

旋转蒸发主要用于在减压条件下连续蒸馏大量易挥发性溶剂，尤其对萃取液的浓缩和色谱分离时的接收液的蒸馏，可以分离和纯化反应产物。

旋转蒸发常用的仪器为旋转蒸发仪（图 1-16），其结构为带有标准磨口接口的梨形或圆底烧瓶，通过一高度回流蛇形冷凝管与减压泵相连，回流冷凝管另一开口与带有磨口的接收烧瓶相连，用于接收被蒸发的有机溶剂。在冷凝管与减压泵之间有一三通活塞，当体系与大气相通时，可以将蒸馏烧瓶，接液烧瓶取下，转移溶剂，当体系与减压泵相通时，则体系应处于减压状态。使用时，应先减压，再开动电动机转动蒸馏烧瓶，结束时，应先停机，再通大气，以防蒸馏烧瓶在转动中脱落。作为蒸馏的热源，常配有相应的恒温水槽。

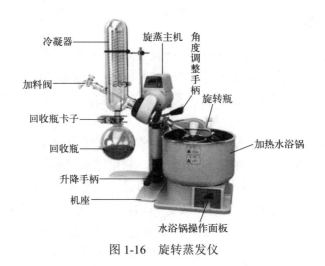
图 1-16 旋转蒸发仪

五、蒸馏与减压蒸馏

蒸馏（又称常压蒸馏）（图 1-17）、减压蒸馏（图 1-18）主要用于分离液液互溶的体系，利用不同液体的沸点差异进行分离。蒸馏装置主要包括加热源、蒸馏瓶、冷凝管、回收瓶，混合液体在加热的情况下，沸点低的先汽化，经过冷凝管后，又重新变为液体回收。减压蒸馏和蒸馏原理一致，最大区别是外接真空泵，使装置内压强降低，从而使液体的沸点降低。

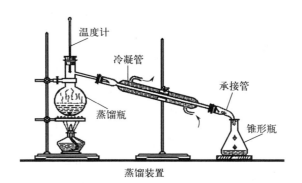

图 1-17　蒸馏装置

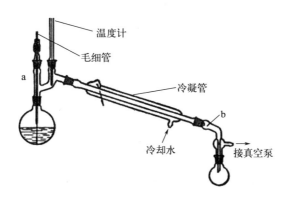

图 1-18　减压蒸馏装置

知识小结

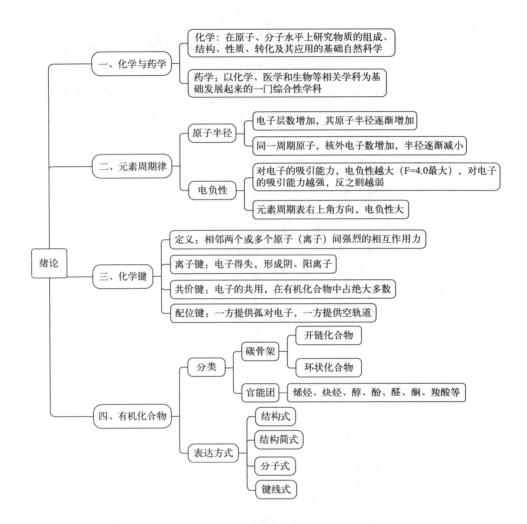

第二章　烷烃

学习目标		
知识点	技能点	思政点
① 了解烷烃的结构、物理性质 ② 熟悉烷烃的化学性质、常见的烷烃及用途 ③ 掌握烷烃的系统命名法	① 能够命名烷烃类化合物 ② 能够初步运用烷烃的知识分析和解决生活中、药物中的案例	① 培养勤于学习、善于思考和追求真理的品德 ② 培养求真务实、遵纪守法、开拓创新的职业素养 ③ 加深对党和国家的自豪感，文化自信；激发投身于民族复兴工作中的热情

课堂导入：

管道天然气因其相对清洁、经济实惠、使用方便等优势在城市中普及度非常高，但设备老化和使用不当等行为，可能造成天然气泄漏、爆炸等危险事件。请问，天然气的主要成分是什么？我们该如何发现家中天然气是否存在泄漏，如泄漏应该如何妥善处理？

只由碳（carbon）和氢（hydrogen）两种元素组成的有机化合物称为碳氢化合物，简称烃（hydrocarbon）。烃是结构最简单的有机化合物，其他有机化合物都可以看作是烃分子中的氢原子被其他原子或者基团取代后而生成的衍生物。

烃的种类较多，一般可以根据烃分子中碳原子间的连接方式，把烃分为链烃（脂肪烃）和环烃两大类。链烃（脂肪烃）中所有的碳原子以开放的形式连接，并根据分子中碳与氢的比例不同，可以分为饱和烃及不饱和烃。环烃中碳原子全部或部分相连接成闭合的环状结构，可以分为芳香烃和脂环烃。烃的分类见图2-1。

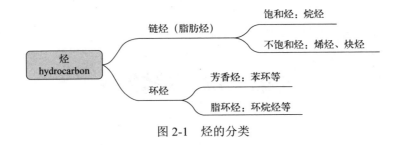

图 2-1 烃的分类

第一节 烷烃的定义和结构

一、烷烃的定义

烃分子中，碳和碳都以单键相连（C—C，键长 1.54×10^{-10} m），其余的价键都以碳氢键的形式连接（C—H），即被 H 原子所饱和，这种烃称为饱和烃。饱和烃若为开链结构，又称烷烃，几种常见的烷烃表达方式见表 2-1。

表 2-1 常见烷烃的表达方式

化合物	结构式	键线式	结构简式	分子式
甲烷	H—C—H（H上下）	无	CH_4	CH_4
乙烷	H—C—C—H	一般不用	CH_3CH_3	C_2H_6
丙烷	H—C—C—C—H	∧	$CH_3CH_2CH_3$	C_3H_8
丁烷	H—C—C—C—C—H	∧∨	$CH_3CH_2CH_2CH_3$	C_4H_{10}

分析比较以上几种烷烃可以看出，随着碳原子数的增加，氢原子数也随之增加，且氢原子数是碳原子数的 2 倍多 2 个，因此烷烃的通式为 C_nH_{2n+2}，比如 8 个碳原子的烷烃，其氢原子数是 18，分子式为 C_8H_{18}。

不同烷烃分子之间，相差一个或多个 CH_2，把这种通式相同、组成上相差 1 个或多个 CH_2 的一系列化合物称为同系列。同系列中的各化合物相互为同系物，CH_2 为系差。由于结构相似，同系物的化学性质相似，其物理性质一般随碳原子数目的变化表现出规律性的变化。

拓展阅读：甲烷及其他烷烃的空间结构

二、碳原子和氢原子类型

烃分子结构中的碳原子，根据其直接相连的碳原子数量多少，可以分为伯碳、仲碳、叔碳、季碳四种类型见表 2-2 和图 2-2。

表 2-2　碳原子类型

类型	定义	表示方式
伯碳	只与一个碳原子直接相连	1° C
仲碳	与两个碳原子直接相连	2° C
叔碳	与三个碳原子直接相连	3° C
季碳	与四个碳原子直接相连	4° C

氢原子根据其所连接的碳原子类型，也相应分为伯氢、仲氢、叔氢，没有季氢，见表 2-3 和图 2-2。

表 2-3　氢原子类型

类型	定义	表示方式
伯氢	与伯碳直接相连的氢	1° H
仲氢	与仲碳直接相连的氢	2° H
叔氢	与叔碳直接相连的氢	3° H

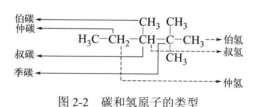

图 2-2　碳和氢原子的类型

随堂练习：请标示出右边化合物中 C 和 H 的种类。

$$\begin{array}{c} \text{CH}_3 \\ \text{CH}_3\text{CH}_2\text{CH}-\overset{|}{\underset{|}{\text{C}}}-\text{CH}_2\text{CH}_3 \\ \text{CH}_3\ \text{CH}_2\text{CH}_3 \end{array}$$

饱和烃中若含有一个或多个环状结构，则称为环烷烃，其性质和烷烃类似。环烷烃可以根据结构中含有的环数量分为单环烷烃和多环烷烃。单环烷烃按照含有的碳个数分为小环、普通环、中环和大环，多环烷烃根据环之间共用的碳原子数分为螺环和桥环。环烷烃的结构分类见图 2-3。

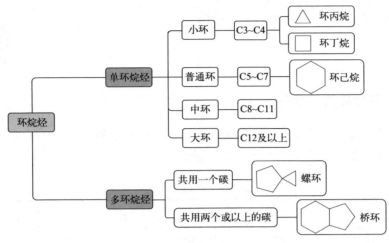

图 2-3 环烷烃的结构分类

第二节 烷烃的命名

有机化合物的种类繁杂、数目庞大，合理正确的命名方法是非常有必要的。烷烃的命名，一般采用普通命名法和系统命名法两种。

一、烷基的名称

烷烃分子中去掉一个 H 原子之后，剩下的部分称为烷基，通常用 R— 来表示。一些简单的烷基名称，是把相对应烷烃名称中的"烷"字改为"基"字。常见的烷基结构、名称和缩写如表 2-4 所示。

表 2-4 常见的烷基结构、名称和缩写

结构	名称	缩写
CH_3—	甲基	Me
CH_3CH_2—	乙基	Et
$CH_3CH_2CH_2$—	正丙基	n-Pr
CH_3-CH- 　　CH_3	异丙基	i-Pr
$CH_3CH_2CH_2CH_2$—	正丁基	n-Bu
$CH_3CH_2CHCH_3$	仲丁基	S-Bu
$CH_3-CH-CH_2-$ 　　CH_3	异丁基	i-Bu
$\quad\;\;CH_3$ H_3C-C- $\quad\;\;CH_3$	叔丁基	t-Bu

二、普通命名法

普通命名法也称习惯命名法，适用于结构比较简单的烷烃，局限性较大。命名原则：根据分子中碳原子的数量，称为"某烷"。碳原子数量在 1～10 个的，依次用我国传统历法中天干数字甲、乙、丙、丁、戊、己、庚、辛、壬、癸来表示。碳原子数量 10 个以上的用中文数字十一、十二、十三等来表示。例如：

CH_4（甲烷） C_4H_{10}（丁烷） C_7H_{16}（庚烷） $C_{15}H_{32}$（十五烷）

三、系统命名法

对于结构复杂的烷烃命名，需要采用系统命名法。1892 年，在日内瓦召开的国际化学会议上，制定了系统的有机化合物命名法，叫做日内瓦命名法。后由国际纯粹和应用化学联合会（IUPAC）作了几次修订，简称为 IUPAC 命名法（又称系统命名法）。我国参考这个命名法的原则，结合汉字的特点，制定了我国的系统命名法，并于 1980 年进行增补和修订，公布了《有机化学命名原则》。其步骤和规则如下。

1. 选主链

（1）选择含碳原子数最多的碳链为主链，根据主链上碳原子个数称为"某烷"，其他的则为支链，作为取代基。如下化合物，其最长碳链为 5 个碳，作为主链，称戊烷，甲基则为取代基。

$$CH_3CH_2CHCH_2CH_3$$
$$|$$
$$CH_3$$

（2）如果同时有几条等长的碳链时，应选择含取代基最多的碳链为主链。如下化合物，最长碳链为 6 个碳，称己烷，但其最长碳链有 2 条，如选择主链 A，则有取代基 1 个；如选择主链 B，则有取代基 2 个。故应选择主链 B。

$$CH_3CH_2CH_2CHCH_2CH_3 \qquad CH_3CH_2CH_2CHCH_2CH_3$$
$$| \qquad\qquad\qquad\qquad\qquad\qquad |$$
$$CH-CH_3 \qquad\qquad\qquad\qquad CH-CH_3$$
$$| \qquad\qquad\qquad\qquad\qquad\qquad\quad |$$
$$CH_3 \qquad\qquad\qquad\qquad\qquad\quad CH_3$$

主链A　　　　　　　　　　　主链B

2. 主链编号

（1）确定主链之后，需要用阿拉伯数字给主链进行编号。如主链上只有 1 个取代基，则从靠近取代基的一端依次给主链编号。如下化合物，应从靠近甲基的一端开始编号。

$$\overset{1}{C}H_3\overset{2}{C}H\overset{3}{C}H_2\overset{4}{C}H_3$$
$$\quad\quad\ |$$
$$\quad\ CH_3$$

（2）如主链上有多个取代基，则要采用"最小位次"编号原则，即所有取代基的位次之和要确保最小。如下化合物，采用编号 A，则 2 个取代基分别在 2 号位和 3 号位，取代基位次之和为 5；采用编号 B，则 2 个取代基分别在 3 号位和 4 号位，取代基位次之和为 7。故应选择编号 A。

$$\quad\quad\ CH_3$$
$$\overset{1}{C}H_3\overset{2}{C}H\overset{3}{C}H\overset{4}{C}H_2\overset{5}{C}H_3 \quad\quad \overset{5}{C}H_3\overset{4}{C}H\overset{3}{C}H\overset{2}{C}H_2\overset{1}{C}H_3$$
$$\quad\quad\ |\quad\quad\quad\quad\quad\quad\quad\quad |$$
$$\quad\quad CH_3\quad\quad\quad\quad\quad\quad\quad CH_3$$

编号A　　　　　　　编号B

（3）如主链上有多个取代基，且多种编号后，所有取代基的位次之和相等。此时，应优先考虑让小的取代基在小的位次上。如下化合物，采用编号 C，则甲基在 3 号位，乙基在 4 号位，取代基位次之和为 7；采用编号 D，则甲基在 4 号位，乙基在 3 号位，取代基位次之和也为 7。但鉴于甲基比乙基小，所以优先选择甲基位次小的编号方式，即编号 C。取代基大小顺序为异丙基＞丙基＞乙基＞甲基。

$$\quad\quad\quad\ CH_2CH_3\quad\quad\quad\quad\quad CH_2CH_3$$
$$\overset{1}{C}H_3\overset{2}{C}H_2\overset{3}{C}H\overset{4}{C}H\overset{5}{C}H_2\overset{6}{C}H_3 \quad \overset{6}{C}H_3\overset{5}{C}H_2\overset{4}{C}H\overset{3}{C}H\overset{2}{C}H_2\overset{1}{C}H_3$$
$$\quad\quad\quad\quad\quad |\quad\quad\quad\quad\quad\quad\quad\quad |$$
$$\quad\quad\quad\quad CH_3\quad\quad\quad\quad\quad\quad\quad CH_3$$

编号C　　　　　　　编号D

3. 写名称

（1）取代基写在前面，主链写在后面，并用阿拉伯数字标示出取代基位置，数字和汉字之间用"-"隔开。

$$\overset{1}{C}H_3\overset{2}{C}H\overset{3}{C}H_2\overset{4}{C}H_3 \quad\text{2-甲基丁烷}$$
$$\quad\ |$$
$$\ CH_3$$

（2）若有多个相同取代基，则取代基名称合并，用"二""三"等中文数字标示出相同取代基的数目，取代基位次的数字之间用","隔开。

$$\quad\quad\ CH_3$$
$$\overset{1}{C}H_3\overset{2}{C}H\overset{3}{C}H\overset{4}{C}H_2\overset{5}{C}H_3 \quad\text{2,3-二甲基戊烷}$$
$$\quad\quad\ |$$
$$\quad CH_3$$

（3）若有多个不相同取代基，则先写小的取代基，再写大的。此处指的是取代基的大小，不是取代基位次的大小。

$$\underset{\underset{CH_3}{|}}{\overset{\overset{CH_2CH_3}{|}}{CH_3CH_2\underset{}{C}CH_2CH_3}}$$
3-甲基-3-乙基己烷

$$\underset{\underset{CH_3}{|}}{\overset{\overset{CH_2CH_3}{|}}{CH_3CH_2CHCHCH_2CH_3}}$$
3-甲基-4-乙基庚烷

$$\underset{\underset{CH_2CH_3}{|}}{\overset{\overset{CH_3}{|}}{CH_3CH_2CHCHCH_2CH_3}}$$
4-甲基-3-乙基庚烷

（4）若有多个取代基，取代基既有相同的，又有不同的，则结合上述（1）～（3）的写法。

$$\underset{\underset{CH_2CH_3}{|}}{\overset{\overset{CH_3\ \ \ CH_3}{|\ \ \ \ \ |}}{CH_3CH_2CCH_2CHCH_2CH_3}}$$　　3,5-二甲基-3-乙基庚烷

随堂练习：写出下列化合物名称或结构式。

1. $\underset{\underset{CH_2CH_3}{|}}{\overset{\overset{CH_3}{|}}{CH_3CH_2CH-C-CH_2CH_3}}$　　2. 2,2,3-三甲基己烷

第三节　常见的烷烃

一、甲烷（methane）

甲烷是最简单的烃，结构式为 CH_4，在自然界的分布非常广泛。2000 年 2 月，我国开启西气东输工程，将西部的优质天然气输送到中原、东部沿海地区，进入千家万户。项目的实施对改善管道沿线地区人民生活质量，有效治理大气污染，推动和加快新疆及西部地区的经济发展具有重大的战略意义。西气东输工程所输送的天然气主要成分就是甲烷，约占 87%，是一种优质的气体燃料。另外，一些有机物在缺氧情况下分解所产生的沼气，如可燃冰、煤矿坑井气、瓦斯的主要成分均是甲烷。同时，甲烷是重要的化工原料，可以用来生产乙炔、氢气、合成氨、四氯化碳等。

在标准状态下，甲烷是无色无味气体，具有高度的易燃性，和空气混合达到一定极限（5%～15%）时很容易造成爆炸。甲烷在密闭空间内可能会取代氧气，若氧气被甲烷取代后含量低于 19.5%时可能导致窒息。同时，甲烷是仅次于 CO_2 的第二大温室气体，植物和落叶都会产生一定量的甲烷。

二、丙烷（propane）和丁烷（butane）

丙烷、丁烷是液化石油气的主要成分，综合占比超过 60%。液化石油气是一

种相对经济环保的燃料，在管道天然气不普及的地方，尤其是农村地区，液化石油气的使用较为普遍。通过将丙烷和丁烷等碳氢化合物液化，贮存于耐高压的钢罐中，使用时拧开液化气罐的阀门，可燃性的碳氢化合物气体就会通过管道进入燃烧器。

三、石油醚（petroleum ether）

石油醚主要为戊烷和己烷的混合物，为无色透明液体，有煤油气味，是一种弱极性的有机溶剂。易燃易爆，与氧化剂可强烈反应。其沸程为30～150℃，一般有30～60℃、60～90℃、90～120℃等沸程规格。石油醚常与其他强极性溶剂（如乙酸乙酯等）混合作为柱色谱、薄层色谱分析的展开剂使用。

> 拓展阅读：辛烷值（Octane number）
>
> 辛烷值是交通工具所使用的燃料（汽油）抵抗震爆的表示单位，等于在规定条件下与试样抗爆性相同时的标准燃料中所含异辛烷的体积百分数。汽油内有多种碳氢化合物，其中正庚烷在高温和高压下较容易引发自燃，造成震爆现象，减低引擎效率，更可能引致汽缸壁过热甚至活塞损裂，因此正庚烷的辛烷值定为零，而异辛烷其震爆现象很小，其辛烷值定为100。
>
> 日常生活中常见的汽油型号，如92号、98号等，代表的是其辛烷值，型号越高，辛烷值越大，抗爆性能就越强。

四、石蜡（paraffin）

石蜡，又称晶形蜡，通常是白色、无味的蜡状固体，熔点在47～64℃。石蜡是从石油、页岩油或其他沥青矿物油的某些馏出物中提取出来的一种烃类混合物，主要成分是固体烷烃，碳原子数一般在18～30个，其中直链烷烃占80%～95%，支链烷烃等含量在20%以下。根据加工精制程度不同，石蜡可分为全精炼石蜡、半精炼石蜡和粗石蜡3种。石蜡的使用范围非常广泛，可以用于制造火柴、纤维板、篷帆布等，也可以做食品、口服药品及某些商品的组分及包装材料等。在《中华人民共和国药典》（简称《中国药典》）（2020年版）中收录了石蜡作为药用和药用辅料的四种情况，如表2-5所示。

表2-5 《中国药典》（2020年版）中收录石蜡情况

名称	收录部位	性状	类别
液状石蜡	二部	无色澄清的油状液体；无臭；在日光下不显荧光	泻药
石蜡	四部	无色或白色半透明的块状物，常显结晶状的构造	药用辅料，软膏基质和包衣材料等

续表

名称	收录部位	性状	类别
轻质液状石蜡	四部	无色透明的油状液体；在日光下不显荧光	药用辅料,润滑剂和软膏基质等
液状石蜡	四部	无色澄清的油状液体；在日光下不显荧光	药用辅料,润滑剂和软膏基质等

五、凡士林（vaselin）

凡士林是石油分馏后制得的长链烷烃半液态混合物，碳原子数在8～20个之间，可以溶于乙醚、氯仿等有机溶剂，不溶于水。可用作药品和化妆品原料，也可用于机器润滑，化学实验室中一些玻璃仪器的接口处也可涂上凡士林以增加润滑度和起到防水作用。生活中常用于润滑皮肤使用，在《中国药典》（2020年版）中，白凡士林和黄凡士林可以作为药用辅料。

拓展阅读：《中华人民共和国药典》

第四节　烷烃的性质

一、物理性质

有机化合物的物理性质一般包括状态、熔点、沸点、相对密度、溶解度、折射率和波普性质等。一定条件下，单一纯净的有机化合物物理性质都有相对应的数值，被称为物理常数。这些物理常数通常用物理方法测定出来，可以辅助鉴定有机化合物及其纯度。

1. 状态

烷烃的状态会随着分子中碳原子数的增加而改变，在常温常压下，碳原子数在1～4个（C1～C4）的为气体，如甲烷、乙烷等；5～16个（C5～C16）的为液体，如石油醚、汽油、柴油等；17个以上的为固体，如固体石蜡等。

2. 沸点

烷烃是非极性分子，当碳原子数的不断增加，分子间的范德华力逐渐加大，导致沸点相应升高。对于碳原子数相同的烷烃，范德华力会随着支链的增多而不断减弱，导致沸点相应降低。

3. 熔点

烷烃的熔点和相对分子质量有关，对于直链烷烃而言，其熔点随着碳原子数的增加，总体呈升高趋势，见图2-4。此外，分子的对称性也会对熔点产生影响，对称性越高，分子间吸引力越大，熔点相应越高。直链烷烃中从奇数个碳原子增加到偶数个碳原子时，熔点的增加幅度相对比较大；相反，从偶数个碳原子增加到奇数个碳原子，熔点的增加幅度相对比较小，见表2-6。这是因为偶数个碳原子烷烃的对称性要高于奇数个碳原子烷烃。

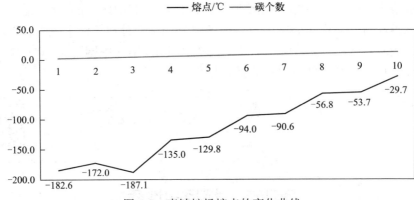

图2-4 直链烷烃熔点的变化曲线

表2-6 不同直链烷烃熔点的变化

碳原子增加	熔点增加/℃	增加幅度/℃
C3→C4	−187.1→−135.0	52.1
C4→C5	−135.0→−129.8	5.2
C5→C6	−129.8→−94.0	35.8
C6→C7	−94.0→−90.6	3.4
C7→C8	−90.6→−56.8	33.8
C8→C9	−56.8→−53.7	3.1
C9→C10	−53.7→−29.7	24.0

4. 溶解度

烷烃是非极性分子，根据"相似相溶"原理，其不溶于强极性溶剂，如水、甲醇、乙醇等，易溶于非极性有机溶剂，如乙醚、苯、甲苯等。

5. 相对密度

烷烃比水轻，其相对密度会随着分子质量的增加而增加，最后接近0.8左右。

二、化学性质

由于烷烃分子中的 C—C 键和 C—H 键都很稳定，所以在常温下，烷烃与强酸（如浓 H_2SO_4 等）、强碱（如 NaOH 等）及常见的氧化剂（如 $KMnO_4$ 等）、还原剂都不易发生化学反应。但在高温、光照和催化剂等条件下，烷烃也能发生反应。

1. 取代反应

有机化合物中一个或多个原子（基团）被其他原子（基团）所代替的反应称为取代反应。烷烃是最简单的有机化合物，通过发生取代反应得到一系列衍生物，是有机化合物多样性的重要途径。

（1）卤代反应　烷烃和卤素单质在高温、光照或催化剂作用下，H 原子可以部分或全部被卤素原子取代，生成卤代烷烃，该类取代反应又称卤代反应。如图 2-5 所示，CH_4 和 Cl_2 在光照的条件下可以反应生成一氯甲烷，一氯甲烷可以继续和 Cl_2 反应生成二氯甲烷、三氯甲烷（氯仿）和四氯化碳，这些氯代产物都是良好的有机溶剂。

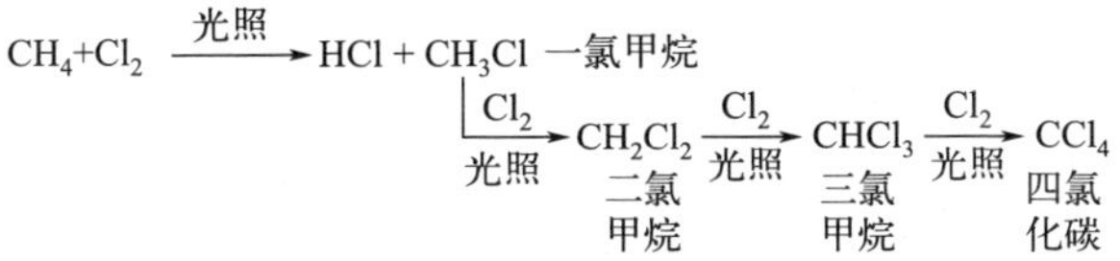

$$CH_4 + Cl_2 \xrightarrow{\text{光照}} HCl + CH_3Cl \text{（一氯甲烷）} \xrightarrow[\text{光照}]{Cl_2} CH_2Cl_2 \text{（二氯甲烷）} \xrightarrow[\text{光照}]{Cl_2} CHCl_3 \text{（三氯甲烷）} \xrightarrow[\text{光照}]{Cl_2} CCl_4 \text{（四氯化碳）}$$

图 2-5　甲烷的氯代反应

卤代反应是向化合物结构中引入卤素原子的常规途径，在药物设计研发、结构修饰、形状改变等方面发挥重要作用。因为卤素具有增加分子亲脂性、提高对脂质膜渗透性等特点，如通过卤素对嘧啶环、嘌呤环和核糖的修饰，使得核酸衍生物表现出更强的抗病毒、抗代谢、抗菌等特性。故含卤素的药物所占比例较高，如新型抗血小板聚集药物氯吡格雷（图 2-6），矿物类中药紫石英，主要成分为 CaF_2，含量不低于 80%，功能为温肾暖宫、镇心安神、温肺平喘。另据统计，2015—2020 年间，FDA 批准上市的抗肿瘤药物 69 个中含氟药物就有 25 个，占比高达 36.2%。

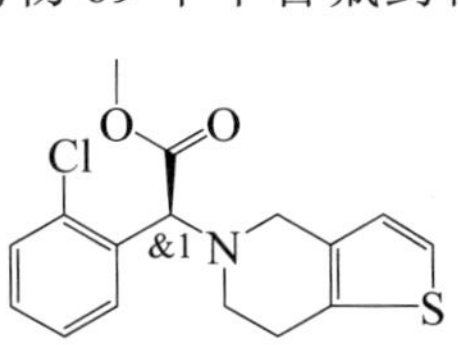

CAS 号：113665-84-2
分子式：$C_{16}H_{16}ClNO_2S$
用途：临床广泛用于冠心病、缺血性脑卒中、不稳定型心绞痛和静脉血栓形成等心脑血管疾病的治疗

图 2-6　氯吡格雷结构式

拓展阅读：紫石英

（2）烷烃中不同氢原子的卤代反应活性　在 3 个碳以上的烷烃分子中，会存在不同类型的氢原子，因此卤代反应后的产物也存在多种。如丁烷结构中，有伯氢和仲氢两种类型，其一氯代产物就有 2 种，分别为 1-氯丁烷和 2-氯丁烷，如下所示。

$$CH_3CH_2CH_2CH_3 + Cl_2 \longrightarrow CH_3CH_2CH_2CH_2Cl + CH_3CH_2CHCH_3$$
$$|$$
$$Cl$$

	1-氯丁烷	2-氯丁烷
理论产物比例	60%	40%
实际产物比例	28%	72%

丁烷结构中有伯氢 6 个，仲氢 4 个，两者比例为 3∶2，理论上，伯氢和仲氢被氯代的概率为 3∶2，即得到 1-氯丁烷和 2-氯丁烷的比例为 3∶2。但实际上，产物中 28% 为 1-氯丁烷，72% 为 2-氯丁烷，两者比例为 28∶72，由此可见仲氢被取代的活性更高。以实际产物率和氢原子个数进行比较，仲氢活性为 72/4，伯氢的活性为 28/6，两者的活性比为 3.9∶1，即仲氢活性是伯氢的 3.9 倍。

如异丁烷结构中，有伯氢 9 个、叔氢 1 个，其氯代产物也有 2 种，分别为 1-氯-2 甲基丙烷和 2-氯-2 甲基丙烷，如下所示。理论上两种产物的比例应为 9∶1，但实际上，两者比例为 64∶36。叔氢活性为 36/1，伯氢的活性为 64/9，两者的活性比为 5.1∶1，即叔氢活性是伯氢的 5.1 倍。

$$\begin{matrix} & CH_3 & & & CH_3 & & CH_3 \\ & | & & & | & & | \\ CH_3CHCH_3 & + Cl_2 & \longrightarrow & CH_3CHCH_2Cl & + & CH_3CCH_3 \\ & & & & & & | \\ & & & & & & Cl \end{matrix}$$

	1-氯-2 甲基丙烷	2-氯-2 甲基丙烷
理论产物比例	90%	10%
实际产物比例	64%	36%

由此可见，烷烃在卤代反应时，不同氢的活性顺序为：叔氢 > 仲氢 > 伯氢。主要原因是不同类型的 C—H 键发生均裂时，所需要的解离能不一样，叔氢需要的解离能最小，最容易断裂。

（3）不同卤素单质的卤代反应活性　卤族元素随着分子量的增加，其理化性质也呈现规律性的变化，具体到卤代反应而言，活性大小顺序为 $F_2 > Cl_2 > Br_2 > I_2$。氟代反应最为激烈，释放出大量热量，不易控制，而碘代反应则最为温和，难以进行，故卤代反应最常见的是氯代和溴代。

2. 氧化反应

在有机化学中，将有机物结构中引入氧原子（O）或脱去氢原子（H）的反应称为氧化反应。将引入氢原子（H）或脱去氧原子（O）的反应称为还原反应。大多数烷烃作为能源物质，燃烧释放出大量的热量，生成二氧化碳和水，这一反应就是典型的氧化反应。

$$CH_4 + 2O_2 \longrightarrow CO_2 + 2H_2O$$

知识小结

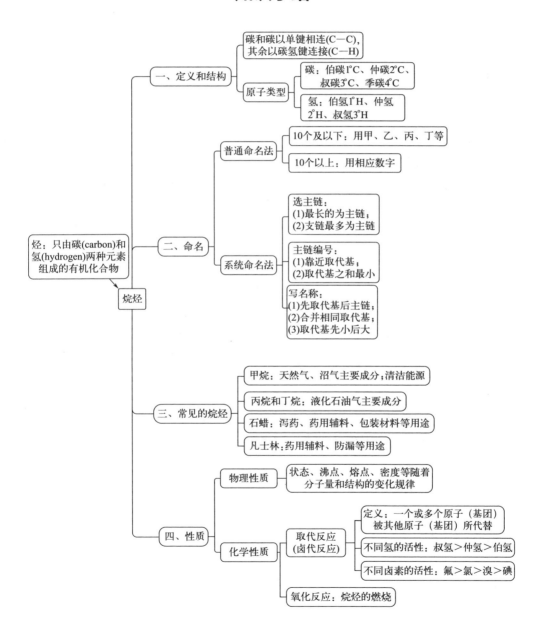

课后检测

一、选择题

1. 根据烷烃的通式，含 6 个碳的烷烃，其结构中 H 的个数为（　　）。
   A. 6　　　　　B. 10　　　　　C. 12　　　　　D. 14

2. 下列哪个化合物与其他化合物不是同系物（　　）。
   A. CH_4　　　B. C_3H_8　　　C. C_5H_{10}　　　D. C_7H_{16}

3. 下列化合物中含有季碳原子的是（　　）。
   A. $CH_3CH(CH_3)_2$　　B. $CH_3(CH_2)_2CH_3$　　C. CH_3CH_3　　D. $C(CH_3)_4$

4. 主链上有 8 个碳原子的烷烃，应称（　　）烷。
   A. 戊　　　　　B. 辛　　　　　C. 壬　　　　　D. 癸

5. 在卤代反应中，以下哪种类型的氢活性最大（　　）？
   A. 伯　　　　　B. 仲　　　　　C. 叔　　　　　D. 无法判断

6. 在常温常压下，以下哪种烷烃一般以液态形式存在（　　）？
   A. 乙烷　　　　B. 丁烷　　　　C. 十二烷　　　D. 二十烷

二、填空题

1. 烷烃中含有的化学键为_____和_____。
2. 天然气、沼气等，其最主要的成分为_____。
3. 根据碳和氢原子类型，与 2 个碳原子相连的碳为_____碳，该碳上连的氢为_____氢。
4. 生活中，汽车所加的 92 号或 98 号汽油，数字的含义为_____。
5. 取代反应的定义为_____。
6. 甲烷作为一种相对清洁的能源物质，燃烧释放出大量热量，这是一个_____反应的过程。有机化学中，该反应过程为得到_____原子或者失去_____原子。

三、命名或写出结构

1. 　　　　2. 3,4-二甲基-6-乙基辛烷

四、分析题

1. 烷烃是最简单的有机化合物,在日常生活中和药物结构中非常普遍,除课本中的案例以外,谈谈你所接触或了解的烷烃类作用。

2. 很多的药物中都含有卤素,因其具有增加分子亲脂性、提高对脂质膜渗透性等特点,结合所学所知,谈谈你所接触和了解的含卤素的药物?

拓展阅读:诺贝尔奖及获奖中国人(华人)身影

第三章　不饱和烃

学习目标		
知识点	技能点	思政点
① 了解不饱和烃的结构、物理性质 ② 熟悉不饱和烃的命名、常见结构及用途 ③ 掌握不饱和烃的化学性质	① 能够命名不饱和烃类化合物 ② 能够初步运用不饱和烃的知识分析和解决生活中、药物中的案例	① 培养勤于学习、善于思考和追求真理的品德 ② 培养求真务实、遵纪守法、开拓创新的职业素养 ③ 加深对党和国家的自豪感，文化自信；激发投身于民族复兴工作中的热情

> 课堂导入：
> 日常生活中一些尚未完全成熟但又想尽快食用的水果（如猕猴桃等），可以将其和苹果或香蕉等水果放置于同一塑料袋中，这样可以加快成熟，达到催熟的效果。请问，这种催熟水果的原理是什么？

第一节　不饱和烃的定义和结构

一、不饱和烃的定义

烃分子中，除了碳碳单键（C—C）和碳氢键（C—H）以外，如还存在碳碳双键（$\diagup$C=C$\diagdown$）或碳碳三键（—C≡C—），这一类的烃，称为不饱和烃。

含 $\diagup$C=C$\diagdown$（键长 $1.33×10^{-10}$ m）的烃为烯烃，$\diagup$C=C$\diagdown$ 是烯烃的官能团。烯烃可以根据结构中 $\diagup$C=C$\diagdown$ 的数量分为单烯烃、二烯烃和多烯烃；又可以根据碳架结构分为链烯烃和环烯烃，见图 3-1。对于单烯烃而言，其组成上较相同碳原子的烷烃少了 2 个 H 原子，因此单烯烃的通式为 C_nH_{2n}（$n \geq 2$）。

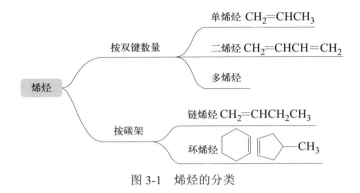

图 3-1　烯烃的分类

含碳碳三键—C≡C—（键长 1.20×10^{-10} m）的烃为炔烃，—C≡C—是炔烃的官能团。炔烃组成上较相同碳原子的烷烃少了 4 个 H 原子，因此其通式为 C_nH_{2n-2}（$n\geq 2$）。

二、不饱和烃的结构

以最简单的烯烃——乙烯为例，分子中 2 个碳原子和 4 个氢原子都处于一个平面，键角接近于 120°，如图 3-2 所示。

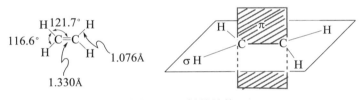

图 3-2　乙烯的结构

以最简单的炔烃——乙炔为例，2 个碳原子和 2 个氢原子处于同一条直线上，碳碳键与碳氢键之间的夹角为 180°，如图 3-3 所示。

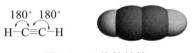

图 3-3　乙炔的结构

第二节　不饱和烃的命名

不饱和烃的命名规则及步骤，总体上和烷烃的相同，但不饱和烃中有官能团的出现，因此，在命名时需优先考虑到官能团。具体如下。

一、选主链

选择含官能团在内的最长碳链为主链，根据主链上碳原子个数以及官能团类别称"某烯"或"某炔"。其他的则为支链，作为取代基。

$$H_2C=CHCH_2CH_3 \qquad HC\equiv CCH_2CH_3$$
$$\text{丁烯} \qquad\qquad \text{丁炔}$$

二、主链编号

（1）确定主链之后，首先需从靠近官能团的一端开始给主链编号，以确保官能团的位次相对较小，官能团的位置以两个碳原子中位次号小的为准，并用数字标示出，写在"某烯"或"某炔"的前面，之间用"-"隔开。如下化合物，采用编号 A，则双键两个碳在 3 号和 4 号位上，此时就用 3 表示双键的位置，写作 3-戊烯。采用编号 B，则双键两个碳在 2 号和 3 号位上，此时就用 2 表示双键的位置，写作 2-戊烯。故应选择编号 B，这样才保证是靠近双键的一端开始编号，即双键的位次小。炔烃的规则也是如此，只需将"烯"字改为"炔"即可。

$$\overset{1\ 2\ \ 3\ \ \ 4\ \ 5}{CH_3CHCH=CHCH_3} \qquad \overset{5\ 4\ \ 3\ \ \ 2\ \ 1}{CH_3CHCH=CHCH_3}$$
$$\quad\ \ |\qquad\qquad\qquad\qquad |$$
$$\quad\ \ CH_3 \qquad\qquad\qquad\quad CH_3$$
$$\text{编号A}\qquad\qquad\qquad\text{编号B}$$

（2）如主链不管采用哪种编号，官能团的位次都一样，此时则应考虑让取代基的位次尽可能小。如下化合物，不管是采用编号 C 还是编号 D，双键均在 3 号位上，但采用编号 C，取代基在 2 号位上；而采用编号 D，取代基则在 5 号位上。故应选择编号 C，这样取代基的位次相对较小。若有多个取代基，则应考虑所有取代基的位次之和尽可能小。

$$\qquad\quad CH_3\qquad\qquad\qquad\qquad CH_3$$
$$\qquad\quad |\qquad\qquad\qquad\qquad\ \ \ |$$
$$\overset{}{CH_3CHCH=CHCH_2CH_3} \qquad CH_3CHCH=CHCH_2CH_3$$
$$\ \ 1\ \ 2\quad 3\quad\ 4\quad 5\ \ \ 6 \qquad\qquad 6\ \ 5\quad 4\quad\ 3\quad 2\ \ \ 1$$
$$\text{编号C}\qquad\qquad\qquad\qquad\text{编号D}$$

三、写名称

取代基写在前面，主链写在后面。用数字标示出取代基和碳碳双键或三键的位置，数字和汉字之间用"-"隔开。含多个相同或不同取代基的烯烃和炔烃，名称写法参照烷烃章节规则。

$$\qquad\quad CH_3\qquad\qquad\qquad\qquad CH_3$$
$$\qquad\quad |\qquad\qquad\qquad\qquad\ \ \ |$$
$$CH_3CHCH=CHCH_2CH_3 \qquad HC\equiv CCHCH_3$$
$$\ 1\ \ 2\quad 3\quad\ 4\quad 5\ \ \ 6 \qquad\qquad 1\ \ 2\ \ \ 3\ \ 4$$

$$\text{2-甲基-3-己烯}\qquad\qquad\text{3-甲基-1-丁炔}$$

因烯烃的碳碳双键是平面结构，根据双键碳上所连接的原子或基团处在平面的同侧或异侧，会产生不同的构型，构型的顺/反和 Z/E 标记法，统一放在第十一章 同分异构章节讲述。

随堂练习：写出下列化合物名称或结构式。

1. $\mathrm{CH_3CH_2\underset{\underset{CH_3}{|}}{\overset{\overset{CH_2CH_3}{|}}{C}}=CH{-}CH_3}$ 2. 3,4-二甲基-1-戊炔

第三节 常见的不饱和烃

一、乙烯（ethylene）

乙烯是最简单的烯烃，分子式为 C_2H_4，主要从石油中裂解得到，是一种无色、易燃的气体，几乎不溶于水，易溶于有机溶剂。乙烯作用极为重要，被称为"石化工业之母"，在国民经济中占有重要地位。乙烯产量是衡量一个国家石油化工发展水平的重要标志之一。

在材料化工领域，乙烯是合成纤维、合成橡胶、合成塑料的基本化工原料，也是乙醇、乙醛等化合物的合成原料。聚乙烯、聚氯乙烯、聚苯乙烯等乙烯的聚合物非常普遍，和日常生活息息相关，一些常见的聚合物见表 3-1。

表 3-1 部分聚合物一览表

名称	分子式	性质	用途
聚乙烯（PE）	$\mathrm{{+}CH_2{-}CH_2{+}_n}$	白色蜡状半透明，易燃、无臭、无味、无毒	保鲜膜、塑料袋、食品袋、奶瓶、提桶、水壶等
聚氯乙烯（PVC）	$\mathrm{{+}\underset{Cl}{\overset{|}{C}H}{-}CH_2{+}_n}$	无定形结构的白色粉末，对光和热的稳定性差	工业制品、日用品、人造革、管材、电线电缆、塑料袋等，凉鞋、雨衣、玩具。不建议用作与食品直接接触的包装材料
聚苯乙烯（PS）	$\mathrm{{+}\underset{C_6H_5}{\overset{|}{C}H}{-}CH_2{+}_n}$	溶于甲苯、四氯化碳、二氯甲烷等溶剂，无色无味透明刚性固体	音像制品和光盘磁盘盒、灯具和室内装饰件、高频电绝缘零件等，电子、电器、家具、建筑材料、包装材料、玩具等领域
聚四氟乙烯（PTFE）	$\mathrm{{+}CF_2{-}CF_2{+}_n}$	俗称"塑料王"，化学稳定性高、密封性好，耐腐蚀，几乎不溶于所有的溶剂	一般应用于性能要求较高的耐腐蚀的管道、容器、泵、阀以及制雷达、高频通信器材、无线电器材等。可以用于原子弹、炮弹等的防熔密封垫圈

续表

名称	分子式	性质	用途
聚氧乙烯（PEO）	H(-O-CH₂-CH₂-)ₙOH	白色至类白色易流动的粉末	药用辅料、崩解剂和阻滞剂等
聚丙烯（PP）	-(CH-CH₂-)ₙ CH₃	白色粉末	编织袋、塑料袋、灯饰、照明设备及电视机的阻燃零部件

植物体内也存在一定量的乙烯，20世纪60年代，乙烯被正式确认为植物激素，是果蔬采摘后处理中重要的生理调节剂，被广泛用于果实的催熟。相关研究表明，乙烯能够促进果实产生更佳的风味，原因是水果中苯甲酸甲酯、丁酸甲酯、丁酸乙酯和己酸甲酯等酯类成分的含量更高。

乙烯需储存于阴凉、通风的易燃气体专用库房，远离火种、热源。长期接触低浓度乙烯有头晕头痛、倦怠乏力、睡眠障碍、心悸、记忆力减退、思维不集中等神经衰弱症状和胃肠功能紊乱等症状。

拓展阅读：白色污染与"限塑令"

二、四氯乙烯（tetrachloroethylene）

四氯乙烯又称全氯乙烯，简称PCE，结构式为$CCl_2=CCl_2$，是一种无色液体，有氯仿样气味，不溶于水，可混溶于乙醇、乙醚等多数有机溶剂。由于四氯乙烯相对毒性很低、热稳定性好，而且有很强的去油污能力，还可以回收重复使用，因此被广泛地应用于干洗行业，被洗衣界公认为比较好的干洗溶剂。

四氯乙烯主要靠呼吸和皮肤接触进入人体，但在体内蓄积有限，约98%由肺排出，其余2%转化为三氯乙酸和三氯乙醇随尿排出。其对人体的不良反应主要在于对中枢神经系统的抑制，使内分泌系统的功能紊乱，从而对肝、肾等造成损害，若是长时间、反复的接触四氯乙烯，可引发过敏皮炎或其他更为严重的症状。

三、维生素A（vitamin A）

平常我们所讲的维生素A是指视黄醇，是一种不溶于水，易溶于脂肪和有机溶剂的脂溶性维生素。维生素A在1920年被正式命名，1930年确认其化学结构式。

但从广义上讲，维生素A包括已经形成的维生素A和维生素A原。维生素A在动物体内存在，包括视黄醇、视黄醛、视黄酸等物质，其结构中含有多个双键，是高度的不饱和化合物。维生素 A 原指植物中经人体转化后可变为维生素 A 的一部分类胡萝卜素，如 α-胡萝卜素、β-胡萝卜素、γ-胡萝卜素等，见图 3-4。

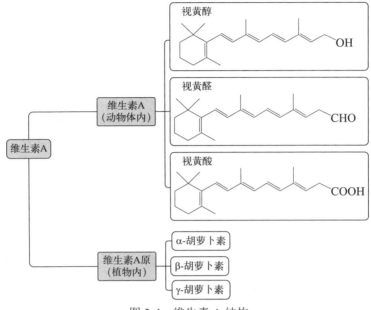

图 3-4　维生素 A 结构

维生素 A 是人体必需的营养物质，具有维持正常视觉功能、维持骨骼正常生长发育、促进生长与生殖和维持皮肤黏膜完整性等广泛而重要的生理功能。当维生素 A 缺乏时，容易引起儿童发育不良、皮肤干燥、眼干燥症、夜盲症、老年斑等。研究表明，维生素 A 缺乏可引起妊娠期贫血及妊娠期亚临床甲状腺功能减退症，会增加孕妇流产、早产和妊娠高血压等风险。

一般情况下，由于维生素 A 来源广泛，只要不偏食挑食，正常饮食即可满足维生素 A 的需要。维生素 A 易缺乏人群可改善饮食结构，多吃富含维生素 A 及胡萝卜素的食物，如动物肝脏、蛋、奶及深色蔬菜、水果等。也可通过药物进行补充，如维生素 A 或维生素 AD 胶囊等，但切不可摄入过量，否则容易引起维生素急性或慢性中毒。

拓展阅读：维生素

四、萜类化合物（terpene）

萜类化合物是一类骨架多样、数量庞大、生物活性广泛的天然药物化学成分。

截至目前，发现的萜类化合物近 30000 个，从化学结构看，它是异戊二烯的聚合体及其含氧衍生物，戊二烯的同分异构体结构式，见图 3-5。

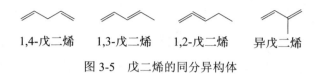

图 3-5　戊二烯的同分异构体

萜类化合物根据分子结构中异戊二烯的结构单位数目可以分为半萜、单萜、倍半萜、二萜、三萜和四萜等。萜类化合物具有多方面的生物活性，其中部分是中药的有效成分，部分已经被成功开发为常用的治疗药物，如青蒿素、紫杉醇等，见图 3-6。

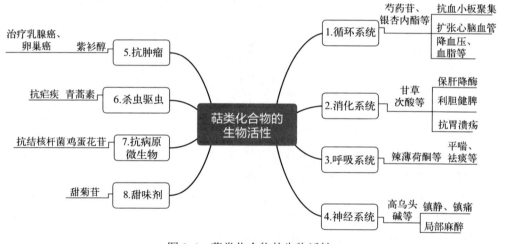

图 3-6　萜类化合物的生物活性

拓展阅读：紫杉醇

五、乙炔（ethyne）

乙炔俗称电石气，是最简单的炔烃，室温下为无色、极度易燃易爆的气体，难溶于水，易溶于石油醚、丙酮等有机溶剂。可以用碳化钙（电石）水解生产乙炔：

$$CaC_2 + 2H_2O \longrightarrow HC\equiv CH\uparrow + Ca(OH)_2$$

乙炔受热、震动、电火花等因素都可以引发爆炸，因此，工业上是在装满石棉等多孔物质的钢桶或钢罐中，使多孔物质吸收丙酮后再将乙炔压入，以便贮存和运输。储存于阴凉、通风的易燃气体专用库房，远离火种、热源，且库温不宜超过 30℃。乙炔燃烧是氧化反应，会释放出大量的热量，火焰温度可高达 3000℃以上，常用于切割和焊接金属使用。

第四节　不饱和烃的性质

一、物理性质

不饱和烃的熔点、沸点、相对密度和溶解度等物理性质与相应的烷烃非常相似，也呈现出规律性的变化，如不饱和烃的熔沸点都随着分子质量的增加而升高。常温下，C4 以下的不饱和烃一般为气体，C5~C17 的不饱和烃一般为液体，C18 以上的不饱和烃一般为固体。不饱和烃难溶于水，易溶于苯、四氯化碳等有机溶剂，密度比相应的烷烃要大，但都是小于 1，比水轻。常见不饱和烃的物理常数见表 3-2。

表 3-2　常见不饱和烃的物理常数

名称	熔点/℃	沸点/℃
乙烯	-169.4	-102.4
丙烯	-185.2	-47.7
1-丁烯	-185.0	-6.5
1-戊烯	-138.0	30.2
乙炔	-81.5（一定压力下）	-84.0（升华）
丙炔	-101.5	-23.2
1-丁炔	-125.7	8.1
1-戊炔	-106.5	40.0
1,3-丁二烯	-108.9	-4.4

二、化学性质

官能团是化合物性质的决定因素，也是不同类别化合物得以区分的原因，故化合物的化学性质主要集中在官能团上，如烯烃和炔烃的化学反应主要发生在碳碳双键和三键上。另外，与官能团直接相连的碳称为 α-C 原子，上面连的氢称为 α-H 原子，受官能团的作用，α-H 原子也具有一定的活性，也会参与反应。不饱和烃发生反应的类型和位置，见图 3-7。

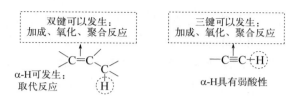

图 3-7 不饱和烃发生反应的类型和位置

1. 加成反应

在含有不饱和键的化合物中,把分子中不饱和键打开,两端各加上原子或基团的反应,称为加成反应。加成反应的原子利用率几乎达 100%,在药物合成或结构改造中,是比较理想的一种引入其他原子或基团的方式。反应的通式如下:

$$\begin{array}{c}\diagup\\ C=C\\ \diagdown\end{array} + X-Y \longrightarrow \begin{array}{c}|\ |\\ -C-C-\\ |\ \ |\\ X\ Y\end{array}\quad 烯烃加成反应,X=Y或X\ne Y$$

$$-C\equiv C- + X-Y \longrightarrow \begin{array}{c}-C=C-\\ |\ \ \ |\\ X\ \ Y\end{array}\xrightarrow{X-Y}\begin{array}{c}X\ Y\\ |\ \ |\\ -C-C-\\ |\ \ |\\ X\ Y\end{array}\quad 炔烃加成反应,X=Y或X\ne Y$$

(1)与氢的加成 烯烃在 Pt、Pd、Ni 等金属的催化下,生成相应的烷烃,这类加成反应通常称催化加氢。此反应可以用于烷烃的纯化,去除所含的烯烃杂质,根据加氢量可以计算出烯烃的含量。

$$H_2C=CHR + H_2 \xrightarrow{催化剂} CH_3CH_2R$$

催化氢化为放热反应,放出的热量称为氢化热,烯烃的氢化热越大,能量就越大,稳定性则越差。一般同类烯烃中,双键两侧碳原子上含有的取代基越多,就越稳定;如双键两侧取代基数目一样,则反式结构稳定性高于顺式结构,稳定性顺序如下:

$$\begin{array}{c}R-C=C-R\\ |\ \ \ \ |\\ R\ \ \ \ R\end{array} > \begin{array}{c}R-C=CH\\ |\ \ \ \ |\\ R\ \ \ \ R\end{array} > \begin{array}{c}HC=CH\\ |\ \ \ \ |\\ R\ \ \ \ R\end{array} > \begin{array}{c}HC=CH_2\\ |\\ R\end{array} > H_2C=CH_2$$

炔烃与氢的加成反应根据催化剂的不同,稍有区别。若在 Pt、Pd 或 Ni 的催化下,反应生成相应的烷烃,较难停留在烯烃阶段。若用活性较弱的林德拉(Lindlar)催化剂,反应可以停留在烯烃阶段,如下所示,该反应可以用于乙烯的纯化。林德拉(Lindlar)催化剂指的是把 Pd 吸附在碳酸钙上,再用醋酸铅处理。

$$CH_3C\equiv CH \xrightarrow[\text{林德拉(Lindlar)催化剂}]{H_2} CH_3CH=CH_2 \xrightarrow{H_2/Pd} CH_3CH_2CH_3$$
产物为烯烃 产物为烷烃

（2）与卤素的加成　不饱和烃与卤素（一般为 Cl_2 和 Br_2）在 CCl_4 溶剂下，生成卤代烷烃。该反应能观察到卤素颜色的改变，可以用于不饱和烃的鉴别。

$$H_2C=CHR + Br_2 \xrightarrow{CCl_4} \underset{Br\ Br}{H_2C-CH-R} \quad \text{烯烃与溴的加成}$$

$$CH_3C\equiv CH + Br_2 \xrightarrow{CCl_4} \underset{Br\ Br}{CH_3C=CH} \xrightarrow{CCl_4} \underset{Br\ Br}{\underset{Br\ Br}{CH_3C-CH}} \quad \text{炔烃与溴的加成}$$

（3）与卤化氢的加成　烯烃容易与卤化氢发生加成反应，生成相应的卤代烷烃，如下所示。加成时，不同卤化氢的活性顺序为：HI > HBr > HCl。

$$-\underset{}{C}=\underset{}{C}- + H-X \longrightarrow -\underset{H}{\underset{|}{C}}-\underset{X}{\underset{|}{C}}-$$

烯烃双键两端结构不一样的烯烃称为不对称烯烃，在与卤化氢加成的时候，会出现两种产物。如丙烯和 HCl 反应时，可以生成 2-氯丙烷和 1-氯丙烷。

$$CH_3CH=CH_2 + HCl \longrightarrow \underset{Cl\ H}{CH_3CH-CH_2} + \underset{H\ Cl}{CH_3CH-CH_2}$$

$$\text{2-氯丙烷} \qquad \text{1-氯丙烷}$$

理论上两种产物的比例是相同的，但在实际反应中，2-氯丙烷是主要产物，这是俄国化学家马尔科夫尼科夫在研究了大量不对称烯烃加成反应后总结得出的规律，简称马氏规则。该规则为：当不对称烯烃与卤化氢等试剂发生加成反应时，试剂中带正电荷部分，主要加到双键中含氢原子较多的碳原子上。可以通俗的称"氢多越加氢"。

炔烃与卤化氢的加成时，先生成卤乙烯，然后再生成卤乙烷，同样也遵循马氏规则。

$$CH_3C\equiv CH + HBr \longrightarrow \underset{Br}{CH_3C=CH_2} \xrightarrow{HBr} \underset{Br}{\underset{|}{H_3C-\underset{|}{C}-CH_3}}$$

$$\text{2-溴-1-丙烯} \qquad \text{2,2-二溴丙烷}$$

拓展阅读：马氏规则本质——碳正离子稳定性

（4）与水的加成　烯烃在酸催化下，可以与水发生加成反应，生成相应的醇，也是醇制备的一种方法，该加成反应同样也遵循马氏规则。

$$CH_3-CH=CH_2 + H-OH \longrightarrow \underset{OH\ H}{CH_3-CH-CH_2}$$

2. 氧化反应

烯烃中的双键较容易发生氧化反应，常温下，即可被酸性高锰酸钾（$KMnO_4$）溶液氧化，生成 CO_2、羧酸或者酮，双键碳上含 2 个氢原子的，氧化产物为 CO_2；含 1 个氢原子的，氧化产物为羧酸；不含氢原子的，氧化产物为酮。如下所示：

$$CH_3CH=CH_2 \xrightarrow{KMnO_4/H_2SO_4} CH_3COOH + CO_2$$
乙酸　二氧化碳

$$CH_3CH=C(CH_3)_2 \xrightarrow{KMnO_4/H_2SO_4} CH_3COOH + O=C(CH_3)_2$$
乙酸　丙酮

该反应中高锰酸钾溶液颜色褪去，可以用于烯烃的鉴定。氧烯洛尔是一种 β 肾上腺素受体阻滞药，临床上用于高血压的治疗，含有双键的结构，结构式如下。在《中国药典》（2020 年版）中其鉴别方法就包括：用乙醇溶解后，滴加高锰酸钾溶液，振摇数分钟，高锰酸钾颜色消退，并产生棕色沉淀。

$C_{15}H_{23}NO_3$　265.21

炔烃和酸性 $KMnO_4$ 反应时，三键断裂，生成 CO_2 或羧酸。三键碳上含 1 个氢原子的，氧化产物为 CO_2；没有氢原子时，氧化产物为羧酸。

$$CH_3C{\equiv}CH \xrightarrow{KMnO_4/H_2SO_4} CH_3COOH + CO_2$$
乙酸　二氧化碳

乙炔在空气中燃烧氧化时，会释放出大量的热量，火焰温度可高达 3000℃ 以上，常用于切割和焊接金属。

$$CH{\equiv}CH + O_2 \longrightarrow CO_2 + H_2O$$

3. 聚合反应

在一定条件下，烯烃的双键打开，再按顺序连接起来，生成高分子化合物，这类反应称为聚合反应。2 分子烯烃聚合得到二聚体，多分子烯烃聚合得到高聚体。乙烯、丙烯、氯乙烯等化合物都可以发生聚合反应得到聚乙烯（PE）、聚丙烯（PP）和聚氯乙烯（PVC）等聚合物，这些物质的用途非常广泛。

$$n\text{H}_2\text{C}=\text{CH}_2 \xrightarrow[\text{加热}]{\text{催化剂}} \text{+CH}_2-\text{CH}_2\text{+}_n$$

乙烯　　　　　　　聚乙烯

我们日常生活中常用的消毒防腐药聚维酮碘（缩写 PVP）就是 1-乙烯基-2-吡咯烷酮均聚物与碘结合而成的复合物，为黄棕色至红棕色无定形粉末，易溶于水、乙醇等溶液，结构式如下所示。可以用于皮肤、黏膜消毒，慢性咽喉炎，口腔溃疡等，常被做成溶液、乳膏和凝胶等多种剂型使用。

(PVP/I$_2$,10:1)

4. 炔烃的弱酸性

在三键上含有 H 原子的炔烃结构，如乙炔（CH≡CH）、末端炔烃（丙炔 CH$_3$C≡CH 等），C—H 键容易断裂释放出 H$^+$ 产生一定的酸性，强度比水弱，比氨强。这类炔烃可以和硝酸银或者氯化亚铜的氨溶液，生成白色或砖红色沉淀，该反应速度快，现象明显，可以用来鉴别乙炔和末端炔烃。

$$\begin{matrix}\text{RC≡CH}\\\text{CH≡CH}\end{matrix}\bigg]\xrightarrow{\text{Ag(NH}_3)_2\text{NO}_3}\begin{bmatrix}\text{RC≡CAg}\quad\text{炔化银}\quad\text{白色沉淀}\\\text{CH≡CAg}\quad\text{乙炔银}\quad\text{白色沉淀}\end{bmatrix}$$

$$\begin{matrix}\text{RC≡CH}\\\text{CH≡CH}\end{matrix}\bigg]\xrightarrow{\text{Cu(NH}_3)_2\text{Cl}}\begin{bmatrix}\text{RC≡CCu}\quad\text{炔化亚铜}\quad\text{砖红色沉淀}\\\text{CH≡CCu}\quad\text{乙炔亚铜}\quad\text{砖红色沉淀}\end{bmatrix}$$

炔孕酮是孕激素类药物，临床用于治疗功能性子宫出血、月经异常、闭经、痛经等。分子中含有炔烃的结构。《中国药典》（2020 年版）中，炔孕酮鉴别方法就包括了炔烃和硝酸银氨溶液反应生成沉淀。

$C_{21}H_{28}O_2$　312.45

知识小结

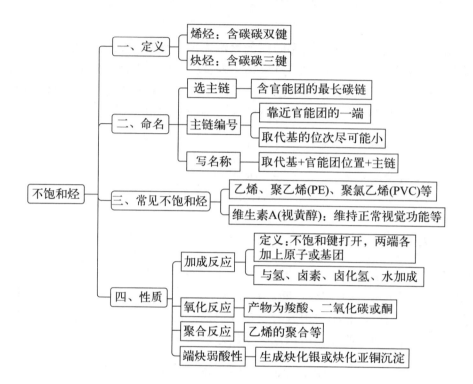

课后检测

一、选择题

1. 下列化合物根据其 C 和 H 原子比例，不可能是烯烃的是（　　）。
   A. C_2H_6　　　B. C_3H_6　　　C. C_4H_6　　　D. C_5H_{10}
2. 下列化合物根据其 C 和 H 原子比例，有可能是炔烃的是（　　）。
   A. C_2H_6　　　B. C_3H_6　　　C. C_4H_6　　　D. C_5H_{10}
3. 以下哪种化合物可以作为植物激素（　　）？
   A. 乙烷　　　B. 乙烯　　　C. 乙炔　　　D. 乙醚
4. PE 是下列哪种乙烯聚合物的缩写（　　）？
   A. 聚四氟乙烯　　B. 聚乙烯　　C. 聚氯乙烯　　D. 聚苯乙烯
5. PS 是下列哪种乙烯聚合物的缩写（　　）？
   A. 聚四氟乙烯　　B. 聚乙烯　　C. 聚氯乙烯　　D. 聚苯乙烯

6. 下列维生素是水溶性维生素的是（　　）。
   A. 维生素 A　　　　　　　　　B. 维生素 B
   C. 维生素 D　　　　　　　　　D. 维生素 E
7. 青蒿素的主要功效为（　　）。
   A. 降血压　　　　　　　　　　B. 治疗胃溃疡
   C. 抗癌　　　　　　　　　　　D. 抗疟疾
8. 与官能团直接相连的碳，其上面的氢称为（　　）。
   A. 伯氢　　　　B. α-H　　　　C. 仲氢　　　　D. β-H
9. 丙烯被酸性高锰酸钾溶液氧化后，主要产物为（　　）。
   A. 乙酸和丙酮　　　　　　　　B. 乙酸和 CO_2
   C. 丙酮和 CO_2　　　　　　　D. 丙酮
10. 对于一个未知的化合物，要想鉴定其结构式是含有碳碳双键还是末端三键，用以下哪种试剂最为合适（　　）？
   A. Cl_2　　　　　　　　　　　B. 溴水
   C. 硝酸银氨溶液　　　　　　　D. 高锰酸钾溶液

二、填空题

1. PVC 是聚合物_____的缩写，常见的用途有_____。
2. 聚丙烯的缩写为_____，其常见的用途有_____。
3. 眼干燥症、夜盲症主要是人体内缺乏维生素_____所引起的；佝偻病、软骨病是人体内缺乏维生素_____所引起的。
4. 紫杉醇最早从红豆杉中分离得到，其主要用途为_____。
5. 乙炔常用于切割和焊接金属使用，主要原因是_____。
6. 丙炔在林德拉（Lindlar）催化剂作用下，与氢加成的主要产物为_____。
7. $CH_3CH=CH_2$ 和 HBr 加成反应后，其主要产物为_____。

三、命名或写出结构

1.　　　　　　　　　　　　　　2.

3. 2,4-二甲基-3-己烯　　　　　4. 4-甲基-2-己炔

四、分析题

1. 在聚丙烯生产中，常用己烷或庚烷作溶剂，但要求溶剂中不能含有不饱和烃，如何检验溶剂中有无不饱和溶剂杂质？若有，如何除去？

2. 根据所学所知，请设计合理的反应来区分丙烷、丙烯和丙炔三种物质？

3. 不饱和烃结构在药物中和日常生活中非常普遍，发挥着重要的作用，请结合所学所知，谈谈你所接触或了解的不饱和烃类的结构和作用。

第四章 芳香烃

学习目标		
知识点	技能点	思政点
① 了解芳香烃的结构、物理性质 ② 熟悉芳香烃的命名、常见结构及用途 ③ 掌握芳香烃的化学性质	① 能够命名芳香烃类化合物 ② 能够初步运用芳香烃的知识分析和解决生活中、药物中的案例	① 培养勤于学习、善于思考和追求真理的品德 ② 培养求真务实、遵纪守法、开拓创新的职业素养 ③ 加深对党和国家的自豪感，文化自信；激发投身于民族复兴工作中的热情

课堂导入：
  苯是一种芳香烃类化合物，广泛应用于电子、印刷、油漆、制鞋、五金等领域，在工作中如操作不规范或长期接触苯等，可导致急性或慢性苯中毒。请问，苯中毒后有哪些症状，发现苯中毒后，该如何合理救治？

第一节 芳香烃的定义和结构

一、芳香烃的定义

  芳香性是指具有稳定的环状结构，高度不饱和，在化学性质上难以发生加成和氧化反应，易发生取代反应，具有芳香性的烃类称为芳香烃，简称芳烃。最初，芳香烃类化合物是从天然树脂、香精油中分离得到的一些有香味的物质，但如今大多数已不具香味。我们通常所说的芳香烃指的是分子中含有苯环结构的苯系芳烃。芳香烃结构在药物中极为普遍，发挥着重要的作用。

二、芳香烃的结构

1. 芳香烃的分类

芳香烃根据含有的苯环数量，可以分为单环芳烃和多环芳烃。多环芳烃又可以分为联苯、多苯代脂肪烃、稠环芳烃等。芳香烃的分类见图 4-1。本章节主要学习单环芳烃。

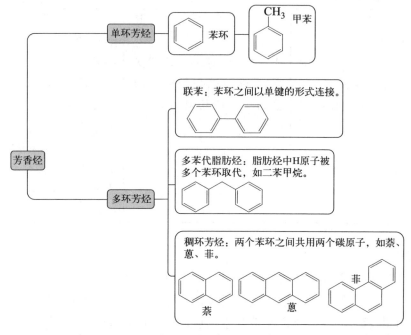

图 4-1 芳香烃的分类

2. 苯环的结构

苯是结构最简单的单环芳烃，1865 年，德国化学家凯库勒提出了苯的环状结构式，苯环的分子式为 C_6H_6，碳和氢原子的比例为 1∶1，是一个高度不饱和的烃。其结构式如下：

苯分子为平面的正六边形结构，每个键角都是120°，苯环上所有碳碳之间的键长都是 1.40×10^{-10} m，与普通的碳碳单键（1.54×10^{-10} m）、碳碳双键（1.33×10^{-10} m）的键长都不一样。再者在化学性质上，苯跟高锰酸钾溶液和溴水都不起反应。由此，充分说明苯环上碳碳之间的键是一种介于单键和双键之间的独特的键，且所有的碳碳键和碳氢键都完全一样，是一个高度对称的结构。

第二节 芳香烃的命名

芳香烃的命名可以根据苯环上被取代的 H 个数分为一取代、二取代和多取代苯。

一、苯的一取代化合物

由于苯环的高度对称，6 个 C—H 键都完全等同，无论哪个 H 被取代，结构都一样，因此苯环的一取代化合物只有一种。

1. 苯为母体

当苯环上的 H 被较简单的烷基（—R）、卤素（—X）、硝基（—NO_2）等简单的取代基取代后，命名时以苯环为母体，写作"××苯"。

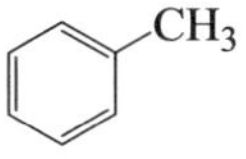

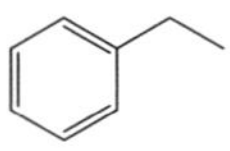

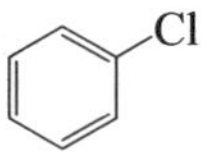

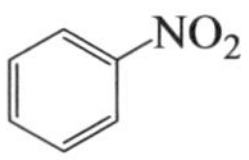

甲苯　　乙苯　　氯苯　　硝基苯

2. 苯为取代基

当苯环上的 H 被复杂的烷基、含官能团的结构等取代后，命名时把苯环作为取代基，写作"苯××"。苯环去掉一个 H 之后的基团叫苯基，甲苯去掉一个 H 之后的基团叫苄基。

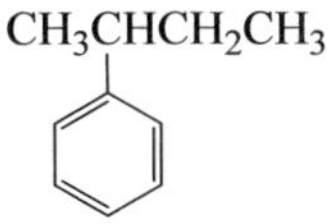

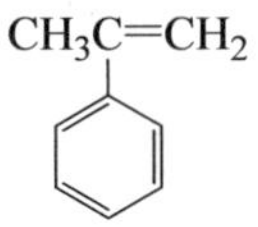

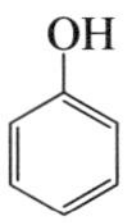

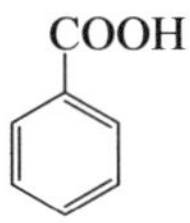

2-苯基丁烷　　2-苯基丙烯　　苯酚　　苯甲酸

二、苯的二取代化合物

当苯环上有 2 个取代基时，根据取代基的相互位置，会出现邻位（可用字母"o"表示）、间位（可用字母"m"表示）和对位（可用字母"p"表示）三种情况。

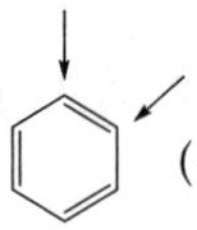

（邻位） 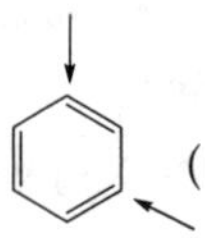 （间位） 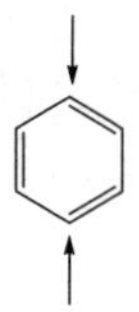 （对位）

1. 两个取代基相同

（1）取代基为简单的烷基、卤素、硝基时，命名的依次顺序为：取代基相互位置关系、取代基数量、基团名称、苯。如：

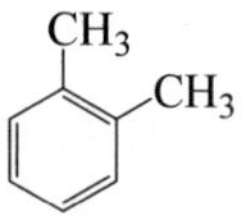

邻二甲苯（o-二甲苯） 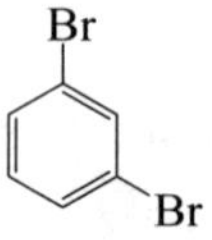　　间二溴苯（m-二溴苯） 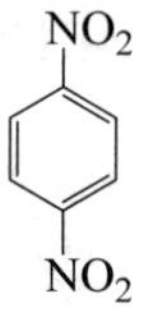　　对二硝基苯（p-二硝基苯）

（2）取代基为含官能团结构时，命名的依次顺序为：取代基相互位置关系、苯、取代基数量、官能团名称。如：

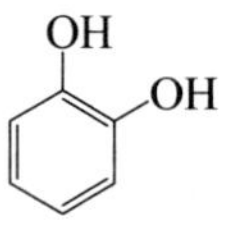

邻苯二酚 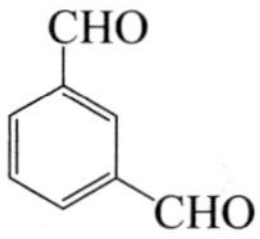　　间苯二甲醛 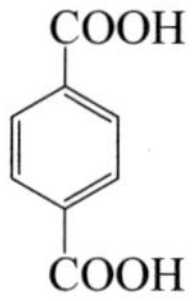　　对苯二甲酸

2. 两个取代基不同

当苯环上2个取代基不同时，先根据取代基的优先顺序，确定其中一个为母体，苯环和另一个取代基则作为支链。常见取代基的优先顺序一般为：

—COOH > —CHO > —OH >> —C, C=C , ≡C— > —R > —X > —NO$_2$

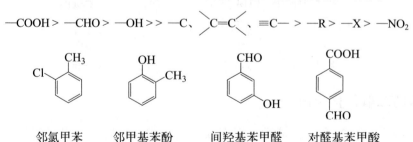

邻氯甲苯　　邻甲基苯酚　　间羟基苯甲醛　　对醛基苯甲酸

三、苯的多取代化合物

当苯环上有多个取代基时，先选择最优先的基团作为母体，将与其直接相连的苯环上 C 原子编为 1 号。再根据其他取代基之和最小的原则，对苯环上 C 原子进行顺时针或逆时针编号。如下化合物，苯环上三个取代基，最优先的为 —OH，作为母体，写作"××酚"，其直接相连的 C 原子编为 1 号。若按编号 A（顺时针）方式进行编号，其他 2 个取代基分别在 2 号和 4 号位；如按编号 B（逆时针）方式进行编号，其他 2 个取代基分别在 4 号和 6 号位，故应选择编号 A 的方式进行编号，再写出名称 2,4-二甲基苯酚。苯环上二取代化合物也可用编号的方式进行命名。

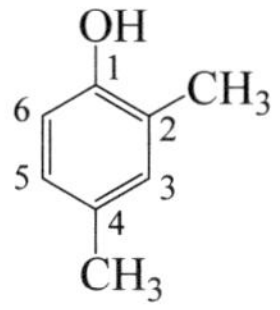

编号A 2,4-二甲基苯酚 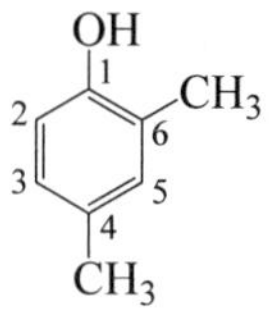   编号B 4,6-二甲基苯酚

随堂练习：写出下列化合物名称。

1.

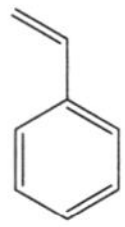

2.

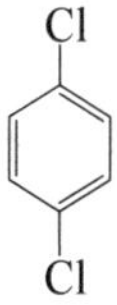

3.

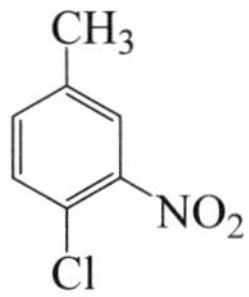

4.

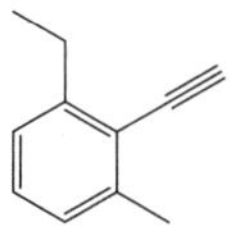

第三节　常见的芳香烃

一、苯（benzene）

苯在常温下为无色、油状液体，具有芳香气味，高度易燃，难溶于水，易溶于有机溶剂。苯自身就是良好的有机溶剂。苯在工业上由焦煤气（煤气）和煤焦

油的轻油部分提取和分馏而得，是石油化工的基本原料，广泛用于喷漆、制鞋和印刷等行业。苯的产量和生产技术水平是一个国家石油化工发展水平的标志之一。很多药物或活性成分中都含有苯环结构，起着不可替代的作用，如一些抗生素和解热镇痛类药物，天然有机化合物苯丙素类等。

苯易挥发、毒性大，国际癌症研究机构（IARC）将苯列为人类Ⅰ类致癌物。轻度中毒时可有头晕、头痛、神志恍惚、手足麻木等症状；重度中毒时还可出现昏迷、强直性抽搐等症状，极严重者可因呼吸中枢麻痹而死亡。长期从事苯作业，特别是接触高浓度苯的工人，常出现神经系统、消化系统、血液系统等方面的症状或体征，严重者可引起再生障碍性贫血甚至白血病。

急性苯中毒后，应立即脱离中毒现场，移至空气新鲜处，换去被污染的衣服，用温肥皂水清洗皮肤。若是口服苯中毒者，建议以 0.5%活性炭或 2%碳酸氢钠溶液洗胃，随后注入硫酸钠导泻。慢性苯中毒患者一经确诊，应立即调离原工作岗位，之后根据患者出现的症状进行治疗。

二、苯并芘（benzopyrene）

苯并芘又称苯并(a)芘，英文缩写 BaP，是苯与芘稠合而成的一类多环芳烃，为黄色粉末，不溶于水，可溶于苯、甲苯等有机溶剂。在工业上苯并芘无生产和使用价值，一般只作为生产过程中形成的副产物随废气排放。

苯并芘大多因有机物的不完全燃烧、热解而产生，人体的摄入主要来自食品，尤其是加工不当的木炭烧烤、高温油炸食品，在香烟烟雾中的含量也较高。苯并芘同样也被国际癌症研究机构（IARC）列为人类Ⅰ类致癌物，但其并非直接致癌物，必须经细胞微粒体中的混合功能氧化酶激活才具有致癌性。近年来，大量研究表明，在淡水、海水水体及其沉积物中检测到较高含量的苯并芘，这对生物体和周围环境也造成一定的影响。

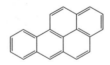

拓展阅读：致癌物质分类及 2020 年我国癌症新发和死亡情况

三、盐酸利多卡因（lidocaine hydrochloride）

化学名为 N-(2,6-二甲苯基)-2-(二乙氨基)乙酰胺盐酸盐一水合物，易溶于水和乙醇。常用剂型为注射剂、胶浆剂、凝胶剂。盐酸利多卡因是一种局麻药、抗心律失常药。用于肛肠科及外科手术切口部位的局部浸润麻醉，手术麻醉、术后镇痛等。

$C_{14}H_{22}N_2O \cdot HCl \cdot H_2O$ 288.82

四、联苯双酯（bifendate）

联苯双酯为白色结晶性粉末，无臭，无味。易溶于三氯甲烷，不溶于乙醇和水，其分子中含有联苯的结构。临床用于慢性迁延性和慢性活动性肝炎治疗，有显著降低血清谷丙转氨酶作用，且不良反应小，并能改善肝区疼痛、乏力和腹胀等症状。

$C_{20}H_{18}O_{10}$ 418.36

五、盐酸普萘洛尔（propranolol hydrochloride）

盐酸普萘洛尔又称心得安，为白色结晶性粉末，无臭。易溶于水和乙醇。分子中含有萘环的结构，为β肾上腺素受体阻滞剂。临床主要用于治疗多种原因所致的心律失常、心绞痛、心肌梗死等。

$C_{16}H_{21}NO_2 \cdot HCl$ 295.81

第四节　芳香烃的性质

一、物理性质

苯环及其他单环芳烃在常温下一般为液体，具有特殊的气味，易燃，有一定的毒性。不溶于水，易溶于石油醚、丙酮和四氯化碳等有机溶剂，苯环和很多单环芳烃本身就是很好的有机溶剂。常见芳香烃的物理常数见表 4-1。

表 4-1 常见芳香烃的物理常数

名称	熔点/℃	沸点/℃	相对密度
苯	5.5	80.0	0.87
甲苯	−94.9	110.6	0.87
乙苯	−95.0	136.0	0.87
氯苯	−45.0	131.7	1.1
苯乙烯	−31.0	145.2	0.90
苯乙炔	−44.8	142.4	1.0

二、化学性质

苯环及其他单环芳烃的化学反应主要发生在苯环上以及 α-H 上，如下所示：

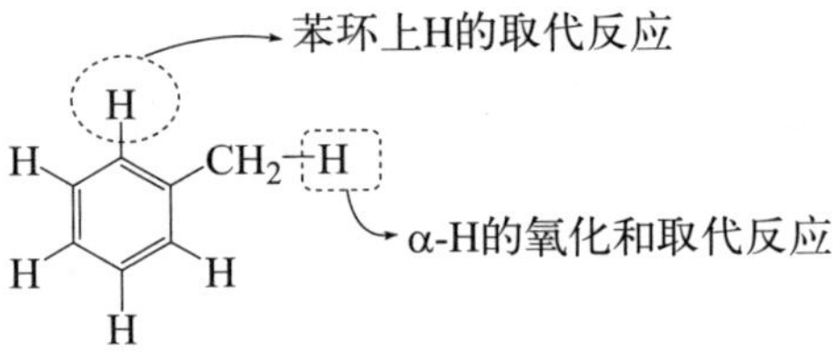

（结构图：甲苯分子，苯环上H标注"苯环上H的取代反应"，CH₂—H标注"α-H的氧化和取代反应"）

1. 取代反应

（1）卤代反应　在 Fe 粉等催化剂作用下，苯环上的氢原子可以被卤素原子（一般为氯或溴）取代，生成相应卤代产物。实验证明，甲苯等烷基苯的卤代反应比苯更容易发生，且主要生成邻氯甲苯和对氯甲苯。

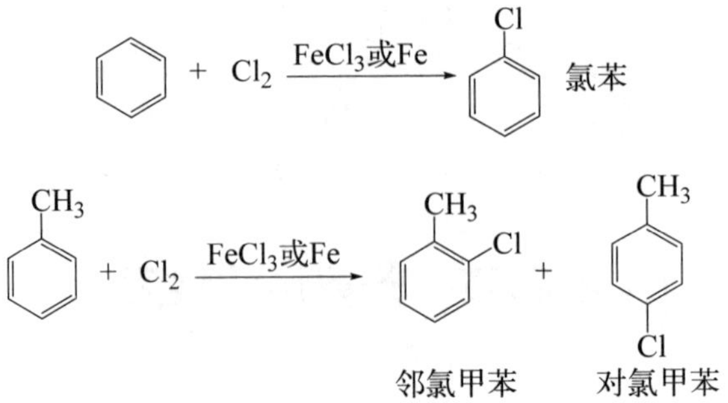

$$\text{苯} + Cl_2 \xrightarrow{FeCl_3 \text{或} Fe} \text{氯苯}$$

$$\text{甲苯} + Cl_2 \xrightarrow{FeCl_3 \text{或} Fe} \text{邻氯甲苯} + \text{对氯甲苯}$$

（2）硝化反应　在浓 HNO_3 和浓 H_2SO_4 的混合物，加热条件下，苯环上的氢原子可以被硝基（—NO_2）取代，生成相应硝基化产物。

$$\text{C}_6\text{H}_6 + \text{HNO}_3\text{(浓)} \xrightarrow[50^\circ\text{C}]{\text{浓 H}_2\text{SO}_4} \text{C}_6\text{H}_5\text{NO}_2 \text{ 硝基苯}$$

$$\text{C}_6\text{H}_5\text{CH}_3 + \text{HNO}_3\text{(浓)} \xrightarrow{\text{浓 H}_2\text{SO}_4} \text{三硝基甲苯(TNT)}$$

（3）傅-克（Friedel-Crafts）烷基化反应　苯在无水 $AlCl_3$ 等催化剂作用下与卤代烷反应，苯环上 H 原子被取代，生成烷基苯。该反应在药物合成中常用于苯环上延长碳链使用。

$$\text{C}_6\text{H}_6 + \text{CH}_3\text{CH}_2\text{Cl} \xrightarrow[\triangle]{\text{无水 AlCl}_3} \text{C}_6\text{H}_5\text{CH}_2\text{CH}_3$$

拓展阅读：苯环上取代基定位效应

2. 氧化反应

苯环自身不易被氧化，但如果苯环上的侧链含有 α-H，则在酸性 $KMnO_4$ 溶液等氧化剂作用下可以被氧化，得到羧酸。不论苯环上侧链碳原子数多少，氧化产物均保留 1 个碳原子。没有 α-H 的侧链一般不能被氧化。

$$\text{C}_6\text{H}_5\text{CH}_3 \xrightarrow[\text{H}^+]{\text{KMnO}_4} \text{C}_6\text{H}_5\text{COOH} \text{ 苯甲酸}$$

$$\text{C}_6\text{H}_5\text{CH}_2\text{CH}_3 \xrightarrow[\text{H}^+]{\text{KMnO}_4} \text{C}_6\text{H}_5\text{COOH} \text{ 苯甲酸}$$

$$\text{C}_6\text{H}_5\text{C(CH}_3)_3 \xrightarrow[\text{H}^+]{\text{KMnO}_4} \text{无法氧化}$$

知识小结

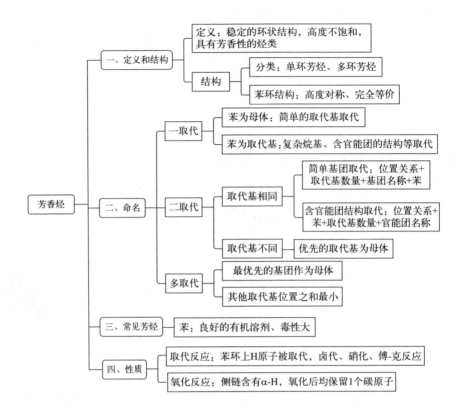

课后检测

一、选择题

1. 根据芳香烃的定义，下列不是其性质特点的是（　　）。
   A. 高度不饱和　　　　　　B. 易发生加成反应
   C. 具有稳定的环状结构　　D. 易发生取代反应
2. 根据苯环的结构特点，下列不是苯环性质的是（　　）。
   A. 高度对称　　B. 毒性　　C. 易燃　　D. 含有碳碳单键和双键
3. 当苯环上有—COOH、—OH 和—Cl 三个取代基时，三者优先顺序为（　　）。
   A. —COOH>—OH>—Cl　　B. —COOH>—Cl>—OH
   C. —OH>—COOH>—Cl　　D. —OH>—Cl>—COOH

4. 单环芳烃化合物不易发生下列哪类化学反应（　　）？
A. 苯环取代反应　　　　　B. 苯环氧化反应
C. 苯环侧链取代反应　　　D. 苯环侧链氧化反应

二、填空题

1. 芳香烃根据含有的苯环数量，可以分为_____和_____。

2. 食物在高温油炸或木炭烧烤加工不当时会产生一种芳烃化合物_____，该化合物被列入为强致癌物。

3. 苯环侧链在含有____H 时，容易被氧化；乙苯在酸性 $KMnO_4$ 下的氧化产物为____。

三、命名或写出结构

1. 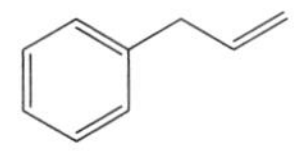 （苯环-CH$_2$-CH=CH$_2$结构）

2. （1,2,3-三甲基苯结构）

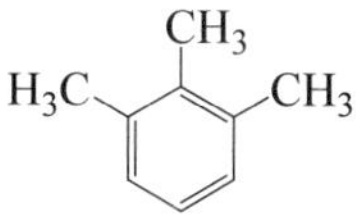

3. 邻羟基苯甲酸

4. 3-甲基-4-乙基苯酚

四、分析题

大多数的药物中都含有芳香烃结构，发挥着重要的作用，请结合所学所知，谈谈你所接触或了解的芳香烃类结构和作用。

第五章　醇、酚、醚

学习目标		
知识点	技能点	思政点
① 了解醇、酚、醚的结构、物理性质 ② 熟悉醇、酚、醚的命名、常见结构及用途 ③ 掌握醇和酚的化学性质	① 能够命名醇、酚、醚类化合物 ② 能够初步运用醇、酚、醚的知识分析和解决生活中、药物中的案例	① 培养勤于学习、善于思考和追求真理的品德 ② 培养求真务实、遵纪守法、开拓创新的职业素养 ③ 加深对党和国家的自豪感，文化自信；激发投身于民族复兴工作中的热情

课堂导入：

2022年3月，西南某省农户在举办丧事的酒席上，误将醇基燃料当做白酒饮用，导致部分食用人员甲醇中毒，造成4人死亡、13人入院急救的悲惨事件。请谈谈你对甲醇的了解？误饮甲醇中毒后，在治疗中往往会采用乙醇解毒法，这是基于什么原理？

醇、酚、醚不管是在药物结构中还是日常生活中都极为普遍，用途非常广泛。如医用酒精是浓度为75%的乙醇溶液，常用来消毒；酸碱指示剂酚酞，结构中含有多个酚羟基；乙醚是一种良好的溶剂，也可以作为麻醉药。

第一节　醇、酚、醚的定义和结构

一、醇、酚、醚的定义

醇、酚、醚都是烃的含氧衍生物，故三者官能团中都含有氧（O）原子。醇的官能团为羟基（—OH），称为醇羟基，不能与芳环直接相连，但是结构中可以含有芳环。酚的官能团也为羟基（—OH），称为酚羟基，需与芳环直接相连。醚可以看作是醇和酚—OH 中的 H 原子被其他非 H 的原子或基团取代后的化合物。醇、酚、醚的通式和典型化合物如表 5-1 所示。

表 5-1 醇、酚、醚的通式和典型化合物

类别	通式	典型化合物
醇	R—OH	CH_3CH_2OH（乙醇）、C₆H₅CH₂—OH（苯甲醇、苄醇）
酚	Ar—OH	C₆H₅—OH（苯酚）
醚	$R_1(Ar_1)$—O—$R_2(Ar_2)$	CH_3CH_2—O—CH_2CH_3（乙醚）

二、醇、酚、醚的结构

醇的结构由官能团部分醇羟基（—OH）和非官能团部分（—R）组成。醇的结构分类有多种维度，根据—OH 的数量，醇可以分为一元醇、二元醇和多元醇；根据—R 的结构不同，醇可以分为脂肪醇、脂环醇和芳香醇；根据—R 是否饱和，醇可以分为饱和醇和不饱和醇；根据—OH 所连碳原子类型，醇可以分为伯醇、仲醇、叔醇。醇的结构分类如图 5-1 所示。

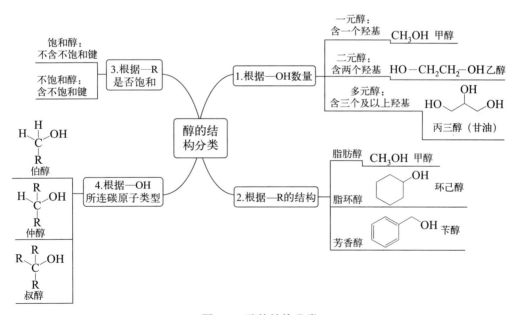

图 5-1 醇的结构分类

酚的结构由官能团部分酚羟基（—OH）和非官能团芳基部分（—Ar）组成。根据—OH 的数量，酚可以分为一元酚、二元酚和多元酚；根据—Ar 的结构不同，

酚可以分为苯酚和萘酚等。

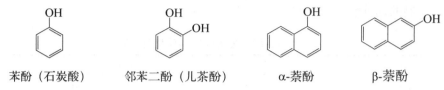

苯酚（石炭酸）　　邻苯二酚（儿茶酚）　　α-萘酚　　β-萘酚

醚结构中必须含有氧原子，且氧原子两端连的都是非氢的原子或基团。如氧原子两端连的基团一样，则为单醚；如氧原子两端连的基团不一样，则为混合醚。如氧原子两端所连基团含有芳环结构，则为芳香醚；如都没有芳香结构，则为脂肪醚。

CH_3-O-CH_3　　　$CH_3-O-CH_2CH_3$　　　苯甲醚

甲醚　　　　　　甲乙醚　　　　　　苯甲醚
（单醚、脂肪醚）　（混合醚、脂肪醚）　（混合醚、芳香醚）

第二节　醇、酚、醚的命名

一、醇的命名

醇的系统命名法总体遵循烷烃的命名规则，步骤如下。

1. 选主链

（1）选择含有官能团（—OH）所连接碳原子的最长碳链作为主链，根据碳原子数目，称"某"醇。如下化合物，主链一为最长碳链，有 5 个碳，但是不含—OH。所以因选主链二，为含—OH 的最长碳链，有 4 个碳，称为丁醇。

$$\overset{1}{C}H_3\overset{2}{C}H_2\overset{3}{C}HCH_2\overset{5}{C}H_3$$
$$\quad\quad\quad\,\,\overset{}{C}H_2-OH$$
主链一

$$\overset{4}{C}H_3\overset{3}{C}H_2\overset{2}{C}HCH_2CH_3$$
$$\quad\quad\quad\,\,\overset{1}{C}H_2-OH$$
主链二

（2）若结构中含有多个—OH，则选择包含尽可能多—OH 连接碳原子的最长碳链作为主链，称"某"二醇。如下化合物，主链三为最长碳链，有 6 个碳，但是只含一个—OH。所以因选主链四，为含 2 个—OH 的最长碳链，有 5 个碳，称为戊二醇。

$$\overset{1}{C}H_3-\overset{2}{C}H-\overset{3}{C}H_2-\overset{4}{C}H\overset{5}{C}H_2\overset{6}{C}H_3$$
$$\quad\quad\,\,\,OH\quad\quad\quad\,CH_2$$
$$\quad\quad\quad\quad\quad\quad\quad\quad\,OH$$
主链三

$$\overset{5}{C}H_3-\overset{4}{C}H-\overset{3}{C}H_2-\overset{2}{C}H\overset{}{C}H_2CH_3$$
$$\quad\quad\,\,\,OH\quad\quad\quad\,\overset{1}{C}H_2$$
$$\quad\quad\quad\quad\quad\quad\quad\quad\,OH$$
主链四

（3）对于芳香醇，则把苯环看作取代基，苯环侧链作为主链。如下化合物 A，苯环为取代基。

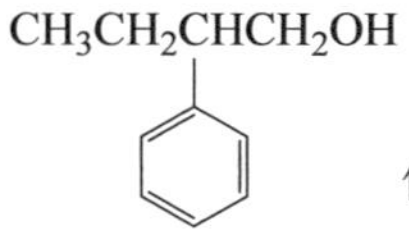

$$CH_3CH_2CHCH_2OH$$

化合物A

2. 主链编号

从靠近—OH 的一端开始对主链编号，确保官能团的位次最小。如下化合物 A，应从右到左给主链编号，确保—OH 位次最小。

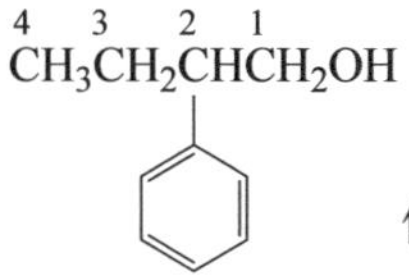

$$\overset{4}{C}H_3\overset{3}{C}H_2\overset{2}{C}H\overset{1}{C}H_2OH$$

化合物A

3. 写名称

把取代基的位次、名称以及羟基的位次依次写在主链的前面。如化合物 A，取代基为 2 号位上的苯基，—OH 在 1 号位上，主链为丁醇，故名称写作 2-苯基-1-丁醇。

二、酚的命名

酚的命名主要参照芳香烃命名的规则，当苯环上其他取代基的优先顺序在—OH 之后，则此类化合物叫酚，并将—OH 所在苯环上的碳原子编为 1 号。如苯环上出现优先顺序在—OH 之前的，则把—OH 作为取代基。

苯酚　　邻甲基苯酚（2-甲基苯酚）　　间苯二酚　　邻羟基苯甲酸

三、醚的命名

1. 单醚

单醚的命名需写出氧原子一侧的基团名称，用数字"二"表示基团数量，再加上"醚"字。但"二"往往可以省略，直接写作"某"醚。

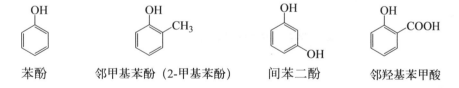

CH_3-O-CH_3　　　$CH_3CH_2-O-CH_2CH_3$

二甲基醚（甲醚）　　二乙基醚（乙醚）　　二苯基醚（苯醚）

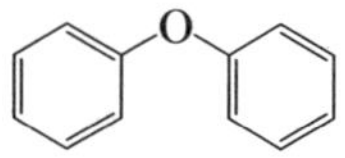

2. 混合醚

脂肪混合醚命名时，一般先写小的基团，再写大的基团；芳香混合醚命名时，一般先写芳香基团，再写其他基团。

$$CH_3-O-CH_2CH_3$$

甲乙醚

苯甲醚

拓展阅读：特殊结构的醇和醚命名

随堂练习：写出下列化合物名称或结构式。

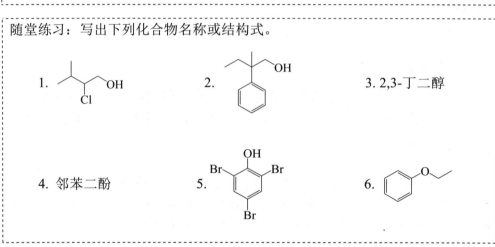

3. 2,3-丁二醇

4. 邻苯二酚

第三节　常见的醇、酚、醚

一、甲醇

甲醇（methanol）又称木醇，最早从木材干馏得到，结构式为 CH_3OH，是最简单的饱和一元醇，为无色透明、有酒精气味、易燃、易挥发液体，可以溶于水和多种有机溶剂。甲醇用途广泛，是基础的有机化工原料和优质燃料，主要应用于精细化工、塑料等领域，用来制造甲醛、醋酸等多种有机产品，也是医药产业的重要原料之一。

甲醇因为其毒性而被熟知。工业酒精中大约含有 4%的甲醇，一般误饮 4mL 以上就会出现中毒症状，超过 10mL 可对视神经造成永久破坏，导致失明，30mL 能导致死亡。甲醇急性中毒症状有头疼、恶心、视物模糊以至失明，继而呼吸困难，最终导致呼吸中枢麻痹而死亡。慢性中毒反应为眩晕、昏睡、头痛、消化障碍等。

甲醇在人体内代谢会产生甲醛和甲酸，然后对人体产生伤害。误服甲醇中毒，通常可以用乙醇解毒法，因甲醇和乙醇在人体的代谢是同一种酶，而这种酶对乙醇更具亲和力，可以通过抑制代谢的方法来解毒。

二、乙醇

乙醇（ethanol）俗称酒精，结构式为 CH_3CH_2OH，常温、常压下是一种易燃、易挥发的无色透明液体。乙醇是常用的燃料、溶剂和消毒剂，在国防工业、医疗卫生、有机合成、食品工业、工农业生产中都有广泛的用途。生活中常用的医用酒精是浓度为75%乙醇溶液，主要用于杀菌、消毒。乙醇最早是将富含淀粉的农作物进行发酵制得，后采用化学合成法制得，如乙烯和水的水合法等。

乙醇是酒的主要成分，适量饮酒不会给人体造成伤害，但如果一次性过量饮酒，酒精无法及时被代谢掉，就会在肝脏和大脑等器官蓄积，引起急性酒精中毒，造成昏睡、昏迷，甚至窒息死亡。急性酒精中毒一般有三个阶段，见图 5-2。如果长期过量饮酒会导致慢性酒精中毒，造成多种躯体和精神障碍，尤其是对大脑的影响。

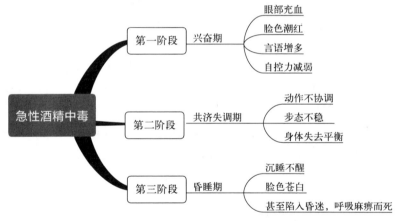

图 5-2 急性酒精中毒的三个阶段

三、丙三醇

丙三醇（glycerol）俗称甘油，为无色、味甜、黏稠液体，能与水、乙醇混溶，不溶于乙醚、氯仿、苯、石油醚等溶剂。甘油是肥皂工业的副产物，自然界中甘油主要以甘油酯的形式广泛存在于动植物体内。甘油根据其合成途径可以分为天然甘油和合成甘油两种，天然甘油是以天然油脂为原料的方法制得；合成甘油是以丙烯为原料的合成法制得。

甘油用途广泛，大量用作化工原料、制药、香料、化妆品、卫生用品及国防等工业中,如汽车和飞机燃料的防冻剂等。甘油具有很强的吸湿性,纯净的甘油能吸收 40%的水分,在皮肤上能形成一层薄膜,有隔绝空气和防止水分蒸发的作用,冬季人们常用甘油涂于手和面部等暴露在空气中的皮肤表面,能够使皮肤保持柔软,起到防止皮肤冻伤的作用。甘油也可以用作泻药,治疗便秘,如开塞露。

2 分子甘油和 3 分子长链脂肪酸可以形成甘油三酯,是一种中性脂肪,为人体内主要的能量来源,但如果体内甘油三酯过量,会造成身体肥胖、动脉硬化、心脏肥大和脂肪肝等病变。

四、木糖醇

木糖醇(xylitol)是一种白色结晶性粉末,极易溶于水,分子式为 $C_5H_{12}O_5$,化学名为 1,2,3,4,5-戊五醇。

$$HOCH_2-CH(OH)-CH(OH)-CH(OH)-CH_2OH$$

木糖醇最初是从玉米芯、甘蔗渣等植物原料中提取出来的一种甜味剂,广泛存在于各种水果、蔬菜、谷类之中。木糖醇是机体正常糖类代谢的中间产物,在没有胰岛素时,也能透过细胞膜被组织吸收利用,即使是在人体糖代谢发生障碍时,木糖醇的代谢也十分完全。

木糖醇在许多领域用途广泛,如制作口香糖,因其在口中可以产生清凉感,且不易被细菌发酵生成乳酸,对微生物而言是不良的培养基,不会导致龋齿。另外,因其甜度与蔗糖相当,且对酸、热稳定,不霉变,储存性能良好,不易吸水受潮等特点,常作为颗粒剂等制剂的辅料。木糖醇还可以用于肠道外营养、治疗糖尿病、预防龋齿、治疗肝病以及预防呼吸道感染等。

五、苯酚

苯酚(phenol)又称石炭酸,是最简单的酚类,常温下微溶于水,易溶于有机溶液。苯酚是无色的结晶,但长期暴露在空气中,容易被氧化而呈粉红色。5%左右浓度的苯酚水溶液可以用作外科消毒剂,也可以用作防腐剂。苯酚对环境有严重危害,对水体和大气可造成污染,且对人体皮肤、黏膜有强烈的腐蚀作用,可抑制中枢神经或损害肝、肾功能。苯酚是很多药物(如阿司匹林)的合成原料。

六、酚酞

酚酞(phenolphthalein)为白色至微带黄色的结晶或粉末,难溶于水,易溶于乙醇。常用作酸碱指示剂,在酸性和中性溶液中为无色,在碱性溶液中为红色。酚酞也可作泻药,用于治疗慢性便秘,因其能直接刺激肠黏膜或活化肠内平滑肌的神经末梢而增加肠的推进力。

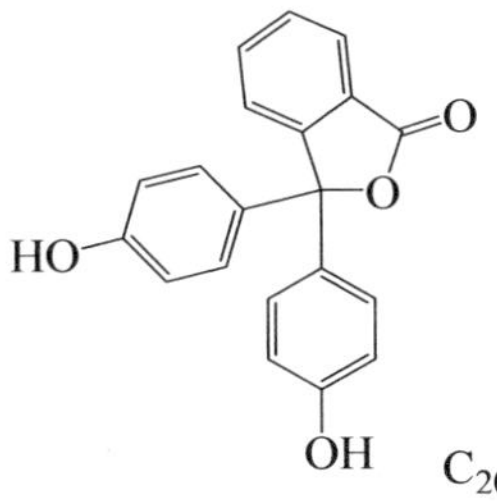

$C_{20}H_{14}O_4$　318.33

七、乙醚

乙醚（ethyl ether）为无色透明液体，极易挥发，具有特殊刺激气味，在空气的作用下能氧化成过氧化物，暴露于光线下能促进其氧化。乙醚是一种良好的有机溶剂，能溶解较多的化合物，但是在操作的时候需要规范谨慎。在医学上，乙醚可以用作全身麻醉药，但乙醚对人体有一定的危害，要防止职业暴露或短期大量吸入造成的伤害。

第四节　醇、酚、醚的性质

一、物理性质

1. 醇

醇的物理性质也随着分子量的增加，呈现出规律性的变化。在常温常压下，C1~C4 的醇为无色液体，C5~C11 的醇为油状黏稠液体，C12 及以上的醇为无色蜡状的固体。根据醇的通式 R—OH，其中—OH 为亲水基，—R 一般为亲油基，在 C1~C3 这些低级醇中，亲水基（—OH）占据一定比例，且容易与水之间形成氢键，因此可以与水互溶。但随着醇分子量增加，亲油基（—R）的比例逐渐增加，醇在水中的溶解度逐渐下降。低级醇因为在分子之间较容易形成氢键，以缔合状态存在，所以沸点比质量相近的烷烃要高出许多。

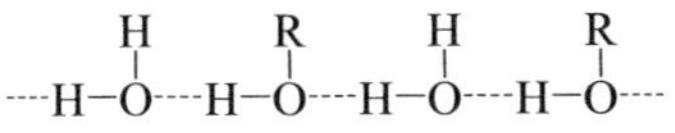

醇与水之间氢键 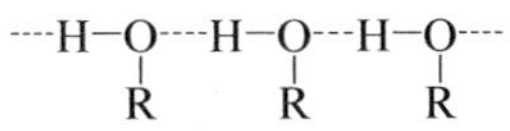　　　　　醇分子间氢键

2. 酚

酚在常温常压下多为结晶性固体，具有特殊的气味，纯净的酚无色，但由于其容易被空气氧化，所以常带有黄色或红色。酚可以与水形成一定的氢键，但鉴

于自身芳烃部分占比较大，故微溶于水，易溶于乙醇、乙醚等有机溶剂。

3. 醚

醚在常温常压下，一般为无色、有特殊气味的液体，甲醚和甲乙醚为气体。醚的相对密度比水小，微溶于水，易溶于有机溶剂。低级醚具有较强的挥发性，能形成易燃的蒸气，使用时需格外注意。常见醇、酚、醚的物理常数见表5-2。

表5-2 常见醇、酚、醚的物理常数

名称	熔点/℃	沸点/℃	相对密度
甲醇	−97.8	64.5	0.79
乙醇	−114.3	78.5	0.79
乙二醇	−12.6	197.5	1.11
丙三醇	18.6	290.9	1.30
苯酚	40.3	181.8	1.05
邻苯二酚	103.0	245.0	1.37
甲醚	−141.5	−24.5	—
乙醚	−116.0	33.2	0.71

二、化学性质

1. 醇的化学性质

醇的化学反应主要发生在官能团—OH以及α-C原子上，包括C—O键和O—H键的断裂。另外，α-H原子、β-H原子也具有一定的活性，也可以发生C—H键的断裂。

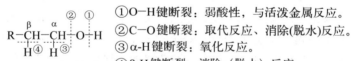

①O—H键断裂：弱酸性，与活泼金属反应。
②C—O键断裂：取代反应、消除(脱水)反应。
③α-H键断裂：氧化反应。
④β-H键断裂：消除（脱水）反应。

（1）与活泼金属的反应 醇—OH中的O—H键可以发生断裂，具有微弱的酸性，可以和Na和K等活泼金属反应，生成醇钠，并释放出H_2。因醇的酸性比水弱，所以醇与钠的反应比水与钠的反应要温和，在实验室中可以用此反应除去残余的金属钠。

$$2ROH + 2Na \longrightarrow 2RONa + H_2$$

（2）酯化反应 醇和有机酸（如醋酸）、无机酸（如硝酸、亚硝酸、硫酸等）可以发生脱水，生成脂类化合物，这类反应叫酯化反应。反应中醇脱去—OH，被酸脱去H之后的部分取代，故酯化反应也是取代反应的一种类型。如甘油（丙三醇）和硝酸在酸性条件下，反应生成三硝酸甘油脂（硝酸甘油），是一种很好的血管扩张药，临床上用于冠心病、心绞痛的预防和治疗等。

$$\begin{matrix}CH_2-OH\\CH-OH\\CH_2-OH\end{matrix} + 3H-O-NO_2 \xrightarrow{H_2SO_4} \begin{matrix}CH_2-ONO_2\\CH-ONO_2\\CH_2-ONO_2\end{matrix} + H-O-H$$

甘油（丙三醇）　　　　　　　　　　三硝酸甘油脂（硝酸甘油）

拓展阅读：硝酸甘油

（3）脱水反应　醇在浓 H_2SO_4 等酸的催化加热下可以发生脱水反应，根据醇的结构和反应条件，其脱水有两种方式，即分子内脱水生成烯烃和分子间脱水生成醚。一般情况下，在相对高温的条件下更容易发生分子内脱水，相对低温的情况下倾向于发生分子间脱水；伯醇易发生分子间脱水，而叔醇易发生分子内脱水。

① 分子内脱水：从一个化合物分子中消除两个原子或基团的反应称为消除反应，醇分子内脱水反应就属于消除反应。如乙醇在浓 H_2SO_4，170℃下，脱去 α-C 上的—OH 和 β-H，生成乙烯和水，该反应可以用于实验室制备乙烯。

$$\overset{\beta}{CH_2}-\overset{\alpha}{CH_2} \xrightarrow[170℃]{浓H_2SO_4} CH_2=CH_2 + H_2O$$
$$\ \ |\ \ \ \ \ \ |$$
$$\ \ H\ \ \ OH$$

当醇分子中有多种环境的 β-H 时，一般从含 H 较少的 β-C 上脱去 β-H，主要生成双键上含有较多烃基的烯烃，这一规则称为扎依采夫规则。如2-羟基丁醇有 β1 和 β2 两种环境的 β-H，β1-H 有 3 个，β2-H 有 2 个，在脱水反应的时候主要是脱去 β2-H，生成 2-丁烯主要产物。不同醇发生分子内脱水的容易顺序为：叔醇 > 仲醇 > 伯醇。

$$\overset{\beta1}{CH_3}-\underset{OH}{CH}-\overset{\beta2}{CH_2}-CH_3 \xrightarrow[\triangle]{H_2SO_4} CH_2=CHCH_2CH_3 + CH_3CH=CHCH_3 + H_2O$$

2-羟基丁醇　　　　　　　　　1-丁烯　　　2-丁烯（主要产物）

醇的分子内脱水在人体内也会发生，如柠檬酸（枸橼酸）在乌头酸酶的作用下脱水生成顺-乌头酸。

$$\underset{柠檬酸}{HOOC-\underset{\underset{OH}{|}}{\overset{\overset{COOH}{|}}{C}}-COOH} \xrightarrow{酶} \underset{顺-乌头酸}{HOOC-\overset{COOH}{C}=CH-COOH}$$

② 分子间脱水：在浓 H_2SO_4，140℃下，两分子的醇脱去一分子水，生成相

应的醚，这就是醇的分子间脱水。如两分子乙醇发生分子间脱水生成乙醚。

$$CH_3CH_2-OH + H-OCH_2CH_3 \xrightarrow{\text{浓}H_2SO_4}{140℃} CH_3CH_2-O-CH_2CH_3 + H_2O$$
$$\text{乙醇} \qquad \text{乙醇} \qquad\qquad\qquad \text{乙醚}$$

（4）氧化反应　因为—OH 的影响，醇分子中的 α-H 有一定活性，在酸性重铬酸钾 $K_2Cr_2O_7$ 条件下容易被氧化。一般伯醇先被氧化为醛，再继续被氧化为羧酸；仲醇被氧化为酮；叔醇没有 α-H 不被氧化。

$$R-\underset{H}{\overset{H}{C}}-OH \text{伯醇} \xrightarrow{[O]} R-\overset{H}{C}=O \text{醛} \xrightarrow{[O]} R-\overset{OH}{C}=O \text{羧酸}$$

$$R-\underset{H}{\overset{R'}{C}}-OH \text{仲醇} \xrightarrow{[O]} R-\overset{O}{C}-R' \text{酮}$$

$$R-\underset{R''}{\overset{R'}{C}}-OH \text{叔醇} \xrightarrow{[O]} \text{无法氧化}$$

该氧化反应发生前后，颜色由橙红色（$Cr_2O_7^{2-}$）变化为绿色（Cr^{3+}），有明显的色差，可以用于叔醇和伯醇、仲醇之间的区别。

醇的氧化反应在人体内也常发生，如饮酒之后，酒精主要在肝脏内进行代谢，首先被乙醇脱氢酶氧化为乙醛，乙醛对人体有害，可以引发血管扩张等，饮酒后脸部发红主要是因为乙醛的作用。但乙醛可以马上被乙醛脱氢酶氧化为乙酸，再进一步代谢为 CO_2 和 H_2O 排出体外。另外，交通警察在查酒驾时使用的酒精分析仪也是利用了醇的氧化反应原理。

$$CH_3CH_2OH \xrightarrow{\text{乙醇脱氢酶}} CH_3CHO \xrightarrow{\text{乙醛脱氢酶}} CH_3COOH \longrightarrow CO_2 + H_2O$$

拓展阅读：酒精检测

2. 酚的化学性质

酚的化学反应主要发生在官能团—OH 以及苯环上，包括 O—H 键的断裂、苯环的氧化、苯环上的取代反应，苯环和—OH 之间的 C—O 键较难断裂，一般不参与反应。如下所示：

① O—H 键断裂：弱酸性，显色反应。
② 苯环上 C—H 键断裂：取代反应。
③ 氧化反应。

（1）酸性　受到苯环的影响，酚—OH 能电离出微量的 H^+，具有酸性，可以和 NaOH 等强碱反应生成酚钠。

$$\text{苯酚} + \text{NaOH} \longrightarrow \text{苯酚钠} + H_2O$$

但是苯酚的酸性很弱，无法使酸碱指示剂变色，pK_a 值在 6.35 左右，是比碳酸还弱的酸。因此苯酚钠溶液里通入 CO_2，又会重新生成苯酚。

$$\text{C}_6\text{H}_5\text{ONa} + CO_2 + H_2O \longrightarrow \text{C}_6\text{H}_5\text{OH} + NaHCO_3$$

（2）显色反应　大多数的酚可以和 $FeCl_3$ 发生显色反应，结构不同颜色也不尽相同。如苯酚和 $FeCl_3$ 反应生成紫色的配位化合物。

$$\text{C}_6\text{H}_5\text{OH} + FeCl_3 \longrightarrow [Fe(OPh)_6]^{3-}（紫色）$$

除了酚以外，含有烯醇式（$-\overset{|}{C}=\overset{|}{C}-OH$）结构的化合物也能和 $FeCl_3$ 发生显色反应，因此 $FeCl_3$ 溶液可以用于酚—OH 和烯醇式结构的定性鉴别。如解热镇痛药对乙酰氨基酚、丹参水提物（丹参总酚酸提取物）等，在《中国药典》（2020 年版）中对其鉴别方法就含有和 $FeCl_3$ 反应显蓝紫色。

拓展阅读：丹参

（3）氧化反应　酚很容易被氧化变色，苯酚长时间在空气中会被氧化为醌，变成黄色或红色。

$$\text{苯酚 或 对苯二酚} \xrightarrow[H_2SO_4]{Na_2Cr_2O_7} \text{对苯醌}$$

拓展阅读：醚的化学性质

知识小结

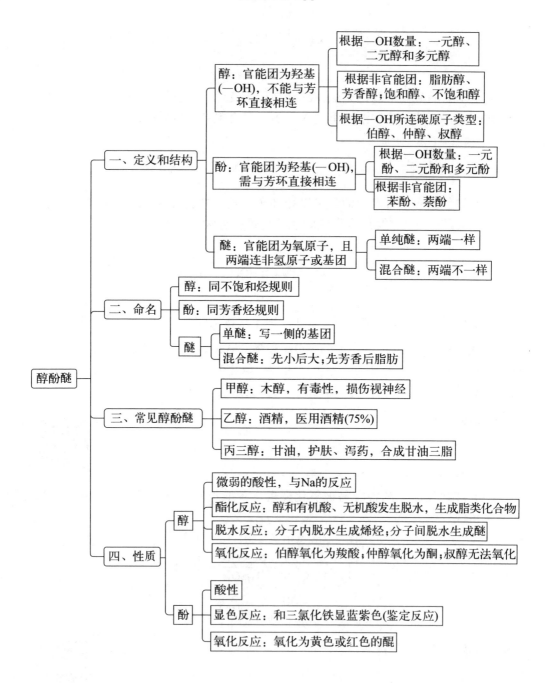

课后检测

一、选择题

1. 以下哪个化合物的官能团与其他不是同一类（　　）？

   A. CH₃CH₂OH

   B. 苯酚（C₆H₅OH）

   C. 苄醇（C₆H₅CH₂OH）

   D. 邻甲基苄醇

2. 甲醇的俗称为（　　）。

   A. 木醇　　　　　　　　　　　B. 酒精

   C. 石炭酸　　　　　　　　　　D. 甘油

3. 苯酚又称（　　）。

   A. 木醇　　　　　　　　　　　B. 酒精

   C. 石炭酸　　　　　　　　　　D. 甘油

4. 下列不属于甲醇特点的是（　　）。

   A. 无色透明　　　　　　　　　B. 酒精气味

   C. 易燃、易挥发　　　　　　　D. 无毒性

5. 下列哪个物质因其吸湿性强，用于防止皮肤冻伤（　　）？

   A. 木醇　　　　　　　　　　　B. 酒精

   C. 石炭酸　　　　　　　　　　D. 甘油

6. 下列物质在医药上可以用作泻药的是（　　）？

   A. 乙醚　　　　　　　　　　　B. 木糖醇

   C. 苯酚　　　　　　　　　　　D. 酚酞

7. 下列物质在医药上可以用作麻醉剂的是（　　）？

   A. 乙醚　　　B. 木糖醇　　　C. 苯酚　　　D. 酚酞

8. 醇类化合物不易发生下列哪类反应（　　）？

   A. 取代反应　　　　　　　　　B. 氧化反应

   C. 还原反应　　　　　　　　　D. 消除反应

9. 醇、酚、水三者酸性大小顺序为（　　）？

   A. 醇>酚>水　　　　　　　　　B. 酚>醇>水

   C. 酚>水>醇　　　　　　　　　D. 水>醇>酚

10. 下列不易被氧化的醇是（　　）？

    A. 伯醇　　　　　　　　　　　B. 仲醇

C. 叔醇　　　　　　　　　　　D. 以上皆是

二、填空题

1. 醇、酚、醚三类化合物中，官能团中都含有_____原子。
2. 丙三醇俗称_____，根据其合成途径，可以分为_____和_____。
3. 误饮工业酒精后可能会导致失明，严重者甚至死亡，这主要是因为工业酒精中含有_____。
4. 医用酒精是浓度为_____的乙醇溶液，常用于_____。
5. 酚酞是良好的酸碱指示，在碱性中，酚酞呈现的颜色为_____色。
6. 低级醇沸点比质量相近的烷烃要高，是因为在醇分之间形成_____键。
7. 硝酸甘油在临床上的作用有_____。
8. 消除反应的定义是_____，2-羟基丁醇发生消除反应后的主要产物是_____。
9. 解热镇痛药对乙酰氨基酚的鉴别方法中包括和 $FeCl_3$ 反应显_____。
10. 酚长时间放置在空气中容易被_____而变色。

三、命名或写出结构

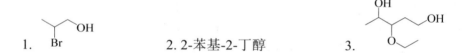

1.　　　　　　　2. 2-苯基-2-丁醇　　　　3.

4.　　　　　　　5. 间-甲氧基苯酚　　　　6.

四、分析题

1. 乙醇是酒的主要成分，适量饮酒不会给人体造成伤害，但过量饮酒会引起急性或慢性酒精中毒，请分析酒精在体内的代谢过程，急性酒精中毒的症状？
2. 醇、酚、醚类在日常生活和药物中都发挥着重要的作用，请结合所学所知，谈谈你所接触或了解的醇、酚、醚类结构和作用。

实训　苯酚的显色反应

一、实训目的

验证苯酚与 $FeCl_3$ 溶液的显色反应。

二、实训内容

含酚羟基的化合物大多数都能与 $FeCl_3$ 溶液发生显色反应，如苯酚可以和 $FeCl_3$ 反应生成紫色的配位化合物。该反应可以用于酚—OH 的鉴别。

$$C_6H_5OH + FeCl_3 \longrightarrow [Fe(OPh)_6]^{3-} （紫色）$$

三、实训仪器及试剂

1. 仪器

试管、胶头滴管、喷雾器、白纸、毛笔。

2. 试剂

苯酚溶液、$FeCl_3$ 溶液。

四、实训步骤

（一）显色反应实训

取试管 1 支，加入苯酚溶液数滴，再加入 $FeCl_3$ 溶液 1~2 滴，振荡试管，观察颜色变化。

（二）喷雾作画实训

1. 用毛笔蘸取苯酚溶液，在白纸上作画，画完后，将白纸晾干备用。
2. 将 $FeCl_3$ 溶液装入喷雾器中，并喷洒在备用的白纸上，观察变化。

五、实训报告的书写

为了详细记录实训操作步骤，观察实训现象，总结实训结果并进行分析讨论，每次实训均需书写实训报告，以便更好地达到实训效果，报告可参照以下格式。

×××实训报告

专业_____ 班级_____ 姓名_____ 学号_____ 时间_____

（一）实训目的

介绍进行本次实训的目的，如为了验证某一现象等。

（二）实训内容

本次实训的具体内容，如什么反应等。

（三）实训仪器及试剂

1. 仪器
2. 试剂

（四）实训步骤

需翔实记录每一步的操作时间、温度以及现象等。

时间	温度	步骤	现象

（五）实训结果

如实记录实训的结果，无论是预期还是非预期的结果，切不能弄虚作假。

（六）分析讨论

分析讨论是实训中非常重要的部分，可针对实训的过程和结果展开，如实训为什么失败，为什么没达到预期效果，或者实训出现什么新的现象以及操作中的关键注意事项等。通过分析讨论对本次实训进行总结，积累心得体会，从而更好地开展下一次实训。

第六章 醛、酮

学习目标		
知识点	技能点	思政点
① 了解醛和酮的结构、物理性质 ② 熟悉醛和酮的命名、常见结构及用途 ③ 掌握醛和酮的化学性质	① 能够命名醛和酮类化合物 ② 能够初步运用醛和酮的知识分析和解决生活中、药物中的案例	① 培养勤于学习、善于思考和追求真理的品德 ② 培养求真务实、遵纪守法、开拓创新的职业素养 ③ 加深对党和国家的自豪感，文化自信；激发投身于民族复兴工作中的热情

课堂导入：

日常生活中会发现一部分人即使少量饮酒，甚至饮用含酒精的饮料后，脸部就会变得潮红，这主要是因为哪种物质引起的？饮酒容易脸红的人群体内是否有哪种物质相对缺乏？

醛和酮也是用途非常广泛的两类化合物，在日常生活和药物结构中都有较多地体现，如福尔马林溶液是浓度为35%～40%的甲醛水溶液，常用来浸泡标本；由卵巢分泌的一种天然孕激素，维持妊娠所必需的黄体酮（孕酮）等。

第一节 醛、酮的定义和结构

一、醛、酮的定义

C原子和O原子之间以双键的形式成键连接，形成官能团羰基$\overset{O}{\underset{}{\|}}\text{C}$。羰基

上 C 原子的两端至少与 1 个 H 原子直接相连，此类化合物称为醛，醛的官能团为醛基—CHO；羰基上 C 原子的两端不与 H 原子直接相连，此类化合物称为酮，酮的官能团为羰基。

$$\underset{\text{醛（甲醛）}}{H-\overset{\overset{O}{\|}}{C}-H} \qquad \underset{\text{醛}}{H-\overset{\overset{O}{\|}}{C}-R} \qquad \underset{\text{酮}}{R'-\overset{\overset{O}{\|}}{C}-R''}$$

羰基与 2 个 H 直接相连　　羰基与 1 个 H 直接相连　　羰基不与 H 直接相连

二、醛、酮的结构

和醇类似，醛的结构也由官能团部分醛基（—CHO）和非官能团部分（—R）组成。醛的结构分类有多种维度，根据—CHO 的数量，醛可以分为一元醛、二元醛和多元醛；根据—R 的结构不同，醛可以分为脂肪醛、脂环醛和芳香醛；根据—R 是否饱和，醛可以分为饱和醛和不饱和醛。醛的结构分类如图 6-1 所示。

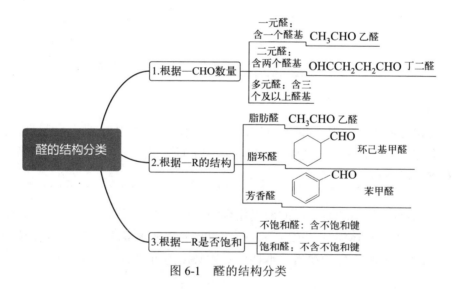

图 6-1　醛的结构分类

酮的结构分类和醛一样，也可以分为一元酮、二元酮和多元酮，脂肪酮、芳香酮等。

$$\underset{\text{丙酮（脂肪酮）}}{H_3C-\overset{\overset{O}{\|}}{C}-CH_3} \qquad \underset{\text{环己酮（脂环酮）}}{\text{环己酮}} \qquad \underset{\text{苯乙酮（芳香酮）}}{\text{苯乙酮}}$$

第二节 醛、酮的命名

醛、酮的系统命名法总体和醇的命名规则类似，步骤如下。

一、选主链

选择含有官能团（—CHO 或 C═O）的最长碳链作为主链，根据碳原子数目，称“某”醛或“某”酮。对于芳香醛或芳香酮，则把苯环看作取代基，苯环侧链作为主链。如化合物 A，主链为含—CHO 的 4 个碳原子碳链；化合物 B，主链为含 C═O 的 4 个碳原子碳链。

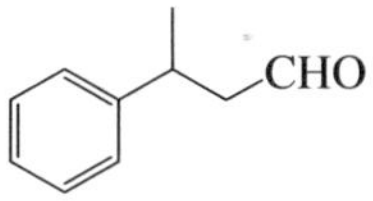

化合物A

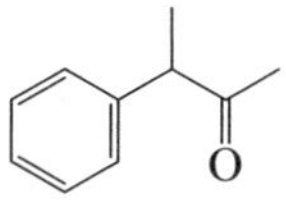

化合物B

二、主链编号

从靠近官能团的一端开始对主链编号，确保官能团的位次最小。因醛基（—CHO）上含有 C 原子，故编为 1 号。

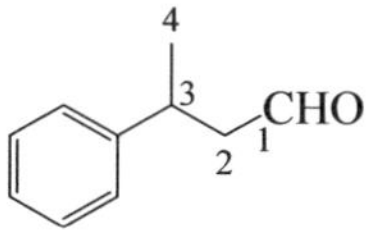

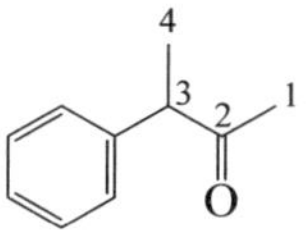

三、写名称

把取代基的位次、名称以及官能团的位次依次写在主链的前面。醛类化合物，因醛基（—CHO）在主链的一端，故可以不标出醛基的位次；4 个碳原子及以下的酮，因结构相对简单，也可不用标出 C═O 的位置。

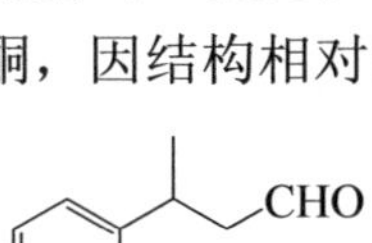	$CH_3\overset{O}{\overset{\|}{C}}CH_3$	$CH_3\overset{O}{\overset{\|}{C}}CH_2CH_3$	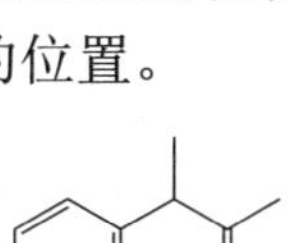	$CH_3\overset{O}{\overset{\|}{C}}CH_2CH_2CH_3$
3-苯基丁醛	丙酮	丁酮	3-苯基丁酮	2-戊酮

随堂练习：写出下列化合物名称或结构式。

1. 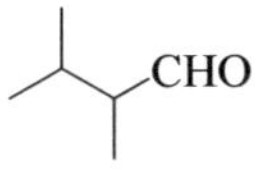

2. 2,4,-二羟基苯甲醛

3. [结构式:苯环-CH(CH₃)-CH(Cl)-C(=O)-CH₃]   4. 2-甲基-3-戊酮

第三节 常见的醛、酮

一、甲醛

甲醛（formaldehyde）又称蚁醛，结构式为 HCHO，是最简单的醛，有刺激性气味。能与水、乙醇、丙酮等有机溶剂按任意比例混溶。甲醛广泛应用于医药、食品、木材和纺织等领域，在日常生活中无处不在，如新装修的房子或新购置的家具，大多使用脲醛树脂黏胶剂，这类黏胶剂由尿素和甲醛缩聚而成，存在一定量未完全聚合的游离甲醛，会释放到空气中。相关研究表明，室内甲醛的释放期可长达 3~15 年。一些不良商贩，用甲醛来浸泡食品，以保持色泽光亮和防腐等。有的服装，尤其是儿童服装也检测出甲醛含量超标的现象，这给大众健康造成了一定的负面影响。

甲醛具有强烈的致癌和促癌作用，是国际癌症研究机构（IARC）确认的 I 类致癌物。对人体的危害体现在各个方面，根据世界卫生组织的规定，室内甲醛含量不应超过 $0.1mg/m^3$，否则容易引起头昏、恶心、记忆衰退、皮肤过敏、炎症反应以及神经衰弱等亚临床症状。严重的甚至会导致呼吸、消化、神经、心血管、生殖系统疾病等，还会增加人体基因突变和患癌症的风险。甲醛可以采用通风、活性炭等物理吸附，微生物降解等方法来去除。

因甲醛能与蛋白质的氨基结合，使蛋白质凝固，所以在医学上也意义重大。如将浓度为 35%~40% 的甲醛水溶液称为福尔马林（formalin）溶液，是一种防腐剂，常用来浸泡尸体或组织标本等。

二、水合氯醛

水合氯醛（chloral hydrate）结构式为 [结构式: CH(CCl₃)(OH)₂]，分子式为 $C_2H_3O_2Cl_3$，化学名为 2,2,2-三氯-1,1-乙二醇，是无色透明结晶固体，极易溶于水和乙醇等。水合氯醛具有刺鼻的辛辣气味，味微苦，有毒，常用作农药、医药中间体，也用于制备氯仿、三氯乙醛。

水合氯醛也可以做催眠药和抗惊厥药，小剂量能产生镇静作用，较大剂量有抗惊厥作用，正常剂量无毒且较安全，服药后可快速镇静或入睡，作用可持续 6～8h。水合氯醛对中枢神经系统的抑制作用较强。但在治疗剂量下，由于其半衰期短，使得其体内代谢较快，所以不易在体内蓄积而诱发中毒现象，不良反应发生率较低，患者苏醒后一般无头昏或不适感。

三、肉桂醛

肉桂醛（cinnamaldehyde）结构式为 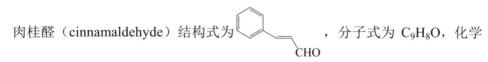，分子式为 C_9H_8O，化学名为 β-苯丙烯醛，是黄色黏稠状液体，大量存在于肉桂等植物体内。肉桂醛为丙烯醛衍生物，有顺式和反式两种异构体，自然界中天然存在的均为反式结构。肉桂醛的应用极为普遍，广泛应用于食品、香料和医药等领域，如《食品安全国家标准　食品添加剂使用标准》（GB 2760—2024）规定肉桂醛是允许使用的食品添加剂等，其作用见图 6-2。

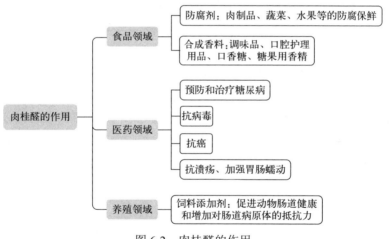

图 6-2　肉桂醛的作用

拓展阅读：肉桂

四、黄体酮

黄体酮（progesterone）又名孕酮，分子式为 $C_{21}H_{30}O_2$，是白色或类白色的结晶性粉末，不溶于水，易溶于三氯甲烷、乙醇等有机溶剂。黄体酮是由卵巢黄体分泌的一种天然孕激素,在体内对雌激素激发过的子宫内膜有显著形态学影响,为维持妊娠所必需。黄体酮主要用于先兆性流产、习惯性流产等闭经或闭经原因的反应性诊断等。

足量的黄体酮能够保证子宫内膜功能正常,促进胚胎的生长发育,保证胎儿在子宫内能够顺利地生长发育,直至足月。如果妊娠期黄体酮分泌不足容易引起流产。

但黄体酮也有不良反应,要慎用,在孕早期使用大量的黄体酮,胎儿脊柱、肛门、四肢等部位发生畸形的危险可增加多倍。

五、麝香酮

麝香酮(muscone)是中药麝香的主要活性成分,分子式为 $C_{16}H_{30}O$,化学名为 3-甲基环十五烷酮,微黄色油状液体,有强烈的麝香香气。研究表明,麝香酮具有多种药理活性,其本身易透过血脑屏障,还可调节血脑屏障对药物的透过性,具有扩张冠状动脉及增加冠脉血流量的作用,对心绞痛有一定疗效。一般于用药(舌下含服、气雾吸入)后 5 分钟内见效,缓解心绞痛的功效与硝酸甘油略近似。另外,在抗脑水肿、抗脑缺血、镇静催眠、抗惊厥、抗肿瘤等方面也有疗效。

拓展阅读:麝香

六、黄酮类化合物

黄酮类化合物(flavonoids)广泛存在于自然界中,约有 1/4 植物中含有黄酮类成分,因分子结构中含有酮基,且颜色常呈现黄色,故称黄酮。基本母核为 2-苯基色原酮。

2-苯基色原酮

黄酮类化合物根据结构特点可以分为黄酮（醇）、二氢黄酮（醇）、查耳酮、异黄酮等。含有黄酮类化合物的常用中药见表6-1。

表6-1 含有黄酮类化合物的常用中药

类别	中药	原植物	功能主治
黄酮类	金银花	忍冬的花蕾或初开的花	清热解毒，疏散风热
黄酮类	黄芩	黄芩的根	清热燥湿，泻火解毒，止血，安胎
黄酮醇类	淫羊藿	淫羊藿的干燥叶	补肾阳，强筋骨，祛风湿
黄酮醇类	槐花	槐的干燥花及花蕾	凉血止血，清肝泻火
二氢黄酮类	枳实	酸橙等的幼果	破气消积，化痰散痞
二氢黄酮类	甘草	甘草等的根及根茎	补脾益气，清热解毒
查尔酮	补骨脂	补骨脂的成熟果实	温肾助阳，纳气平喘，温脾止泻
查尔酮	红花	红花的干燥花	活血通经，散瘀止痛
异黄酮类	葛根	野葛的干燥根	解肌退热，生津止渴
双黄酮类	银杏叶	银杏的干燥叶	活血化瘀，通络止痛

第四节　醛、酮的性质

一、物理性质

常温常压下，甲醛为气体，10 个碳原子以内的脂肪醛、脂肪酮一般为液体，高级的醛、酮一般为固体。3 个碳原子内的醛、酮易溶于水，如甲醛、丙酮等。随着分子量的增加，醛、酮在水中的溶解度逐渐降低。6 个碳原子以上的醛、酮一般不溶于水，易溶于苯、四氯化碳等有机溶剂。在沸点上，醛、酮比相应的烷烃高，但比相应的醇要低。在密度上，脂肪醛、脂肪酮的相对密度小于 1，芳香醛、芳香酮相对密度大于1。常见醛、酮的物理常数见表6-2。

表6-2 常见醛、酮的物理常数

名称	熔点/℃	沸点/℃	相对密度
甲醛	−92.0	−19.5	0.81
乙醛	−121.0	20.8	0.78
苯甲醛	−26.0	178.7	1.04

名称	熔点/℃	沸点/℃	相对密度
丙酮	-94.9	46.5	0.78
苯乙酮	19.6	202.0	1.03

二、化学性质

醛和酮的化学反应非常相似，主要发生在官能团羰基 $\overset{O}{\underset{}{\|}}_{C}$ 上，如羰基的加成、氧化和还原反应等。另外，α-H 也可以发生取代反应等。但总体来说醛的化学性质要比酮活泼，一些醛可以发生的反应，酮就无法进行。

$$-\overset{H}{\underset{}{C}}\overset{O}{\underset{}{\|}}C-R(H) \longrightarrow \begin{array}{l} ①加成反应 \\ ②氧化反应 \\ ③还原反应 \\ ④取代反应 \end{array}$$

1. 加成反应

（1）缩醛反应 醛在干燥氯化氢催化下，可以和醇发生加成反应，生成半缩醛。半缩醛一般不稳定，可以继续和醇反应生成稳定的缩醛，这一类的加成反应又称缩醛反应。如乙醛和甲醇反应生成二甲醇缩乙醛。

$$H_3C-\overset{O}{\underset{}{\|}}C-H + CH_3OH \underset{}{\overset{干燥HCl}{\rightleftharpoons}} H_3C-\overset{OH}{\underset{OCH_3}{\overset{|}{\underset{|}{C}}}}-H$$

乙醛　　　甲醇　　　　　甲醇缩乙醛（半缩醛）

$$H_3C-\overset{OH}{\underset{OCH_3}{\overset{|}{\underset{|}{C}}}}-H + CH_3OH \xrightarrow{干燥HCl} H_3C-\overset{OCH_3}{\underset{OCH_3}{\overset{|}{\underset{|}{C}}}}-H$$

甲醇缩乙醛（半缩醛）　　　二甲醇缩乙醛（缩醛）

缩醛的性质和醚相似，在碱性溶液中比较稳定，但在酸性溶液中容易水解为原来的醛。故在药物合成中，为保护醛基不被氧化或还原，一般可以把醛先生成缩醛。酮也可以发生缩酮反应，但是难度比醛大。

（2）与格氏试剂反应 格林尼亚试剂简称"格氏试剂"，是含卤化镁的有机金属化合物，醛或酮可以和格氏试剂发生加成反应生成相应的醇，该反应可以用于醇的制备等。

$$\overset{O}{\underset{}{\|}}C + R-MgX \longrightarrow -\overset{R}{\underset{}{\overset{|}{C}}}-OMgX \xrightarrow{H^+} -\overset{R}{\underset{}{\overset{|}{C}}}-OH$$

$$CH_3CH_2MgCl + CH_3\overset{O}{\underset{\|}{C}}CH_2CH_3 \xrightarrow[H_3O^+]{\text{无水乙醚}} CH_3\underset{CH_2CH_3}{\overset{OH}{\underset{|}{C}}}CH_2CH_3$$

（3）与氢氰酸反应　醛、脂肪族的甲基酮等可以和氢氰酸（HCN）发生加成反应，生成氰醇。但是氢氰酸易挥发且有剧毒，一般不直接使用，在实验室中可以用氰化钠（NaCN）或氰化钾（KCN）溶液，加入无机强酸来替代，切记在通风橱中进行实验操作。

$$R-\overset{O}{\underset{\|}{C}}-H \text{ 或 } R-\overset{O}{\underset{\|}{C}}-CH_3 + HCN \longrightarrow R-\underset{CN}{\overset{OH}{\underset{|}{C}}}-H \text{ 或 } R-\underset{CN}{\overset{OH}{\underset{|}{C}}}-CH_3$$

> 拓展阅读：氰化物的毒性

2. 氧化反应

醛和酮在高锰酸钾等强氧化剂下都可以被氧化，醛的活性更大，相对容易被氧化，一些弱的专属氧化剂也能将醛氧化，如托伦（Tollens）试剂和斐林（Fehling）试剂。

（1）托伦试剂反应　硝酸银 $AgNO_3$ 和氨水 NH_3 配制成氢氧化二胺合银 $[Ag(NH_3)_2]OH$ 溶液，该溶液称为托伦试剂。醛和托伦试剂加热时，被氧化为相应的羧酸，并析出单质金属银，在洁净的反应容器表面形成光亮的银镜，称为银镜反应。

$$R-CHO + 2[Ag(NH_3)_2]OH \xrightarrow{\text{加热}} RCOO^- + NH_4^+ + 2Ag\downarrow$$

醛可以和托伦试剂发生银镜反应，但是酮不能，因此该反应可以用来鉴别醛和酮。在《中国药典》（2020年版）中，甲醛和戊二醛的鉴别方法都包含银镜反应。

（2）斐林试剂反应　硫酸铜（$CuSO_4$）、氢氧化钠（NaOH）和酒石酸钾钠配制成的溶液称为斐林试剂。脂肪醛和斐林试剂加热时，被氧化为相应的羧酸，并析出红色的氧化亚铜 Cu_2O 沉淀。

$$RCHO + Cu(OH)_2 + NaOH \xrightarrow{\text{加热}} RCOONa + Cu_2O\downarrow$$

脂肪醛可以和斐林试剂反应，而芳香醛和酮则不能，因此该反应可以用来鉴别脂肪醛。在《中国药典》（2020年版）中，葡萄糖和麦芽糖等的鉴别方法就包含斐林试剂的反应。

人体内也会发生醛的氧化反应，如酒精进入体内，在乙醇脱氢酶的作用下被氧化为乙醛，乙醛在乙醛脱氢酶的作用下被氧化为乙酸。乙醛如果得不到及时代谢，会刺激大脑神经，加速血液循环，引起脸部潮红、呕吐、头痛等不适。相关研究表明，在中国和其他亚洲国家中，有35%～40%的个体缺乏正常的乙醛脱氢酶，比例较欧美国家人群高。

3. 还原反应

醛和酮可以被还原生成相应的醇。如在催化氢化的条件下，醛被还原为伯醇，酮被还原为仲醇。

$$RCHO + H_2 \xrightarrow{Ni} RCH_2OH$$
醛　　　　　　　伯醇

$$\underset{\text{酮}}{R'\underset{\|}{\overset{O}{C}}R''} + H_2 \xrightarrow{Ni} \underset{\text{仲醇}}{R'\underset{H}{\overset{OH}{C}}R''}$$

知识小结

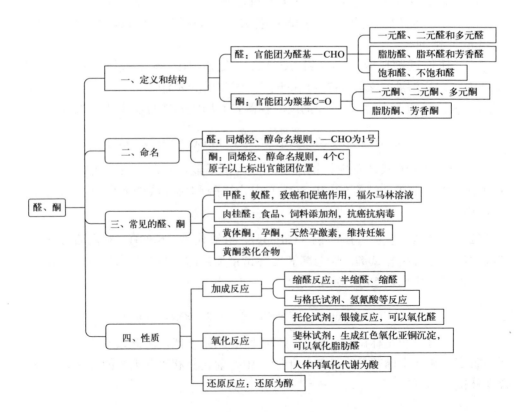

课后检测

一、选择题

1. 醛和酮的官能团中都含有下列哪个化学键（　　）？
   A. 碳氧单键　　　B. 碳氧双键　　　C. 碳碳双键　　　D. 碳碳三键

2. 下列物质中，属于芳香醛的是（　　）。
   A. CH_3CHO　　B. 环己酮　　C. 苯甲醛　　D. 环己基甲醛

3. 水合氯醛主要有以下哪种作用（　　）？
   A. 催眠、抗惊厥　　B. 降血压　　C. 降血脂　　D. 抗肿瘤

4. 2-苯基色原酮是下列哪类化合物的基本母核（　　）？
   A. 糖类　　　B. 生物碱类　　C. 黄酮类　　D. 挥发油类

5. 下列哪个化合物难溶于水（　　）？
   A. 甲醛　　　B. 乙醛　　　C. 丙酮　　　D. 苯甲醛

6. 醛和酮的羰基不易发生以下哪类反应（　　）？
   A. 取代反应　　B. 加成反应　　C. 氧化反应　　D. 还原反应

二、填空题

1. 福尔马林溶液是浓度为_____的_____水溶液，其具有_____作用。
2. 肉桂醛是允许使用的食品添加剂，在食品领域其用途一般为_____。
3. 黄体酮又名孕酮，其一般用途为_____。
4. 醛被还原后的产物为_____，酮被还原后的产物为_____。
5. 在药物合成中，为保护醛基不被氧化或还原，一般可以利用醛和醇反应生成_____，从而将醛基保护起来。

三、命名或写出结构

1. 3-苯丙醛

2. （结构式：HO、OCH₃取代的苯甲醛）

3. （结构式：3-甲基-2,4-戊二酮）

4. 3-甲基环十五烷酮

四、分析题

1. 甲醛又称蚁醛,是最简单的醛,有刺激性气味,广泛应用于医药、食品、木材和纺织等领域,结合所学所知,谈谈对甲醛性质和用途等方面的认识。

2. 现有失去标签的三种化合物,只知是乙醛、苯甲醛和丙酮,但具体相互对应关系未知,请设计合理的实验将三种物质加以鉴别。

实训　醛的氧化反应

(一) 实训目的

1. 验证醛的氧化反应。
2. 掌握醛的鉴别方法。

(二) 实训内容

1. 与托伦试剂反应

醛和托伦试剂加热时,被氧化为相应的羧酸,并析出单质金属银,在洁净的反应容器表面形成光亮的银镜,称为银镜反应。

$$R-CHO + 2[Ag(NH_3)_2]OH \xrightarrow{加热} RCOO^- + NH_4^+ + 2Ag\downarrow$$

醛可以和托伦试剂发生银镜反应,但是酮不能,因此该反应可以用来鉴别醛和酮。

2. 与斐林试剂反应

脂肪醛和斐林试剂加热时,被氧化为相应的羧酸,并析出红色的氧化亚铜 Cu_2O 沉淀。

$$RCHO + Cu(OH)_2 + NaOH \xrightarrow{加热} RCOONa + Cu_2O\downarrow$$

脂肪醛可以和斐林试剂反应,而芳香醛和酮则不能,因此该反应可以用来鉴别脂肪醛。

(三) 实训仪器及试剂

1. 仪器

试管、胶头滴管、量筒、水浴锅。

2. 试剂

0.05mol/L 的 $AgNO_3$ 溶液、2mol/L 的 NaOH 溶液、0.5mol/L 的氨水、斐林试剂、乙醛、苯甲醛、丙酮、尿液。

(四) 实训步骤

1. 银镜反应

(1) 取 1 支大试管，加入 0.05mol/L 的 $AgNO_3$ 溶液 2mL，再加入 1 滴 2mol/L 的 NaOH 溶液，然后边振荡边滴加 0.5mol/L 的氨水，至生成的沉淀恰好溶解，即得到托伦试剂。

(2) 在 3 支新的试管中加入托伦试剂，然后再分别加入 2 滴乙醛、苯甲醛和丙酮，摇匀后放在热水浴中加热，观察现象，并记录。

2. 铜镜反应

取 2 支新的试管，各加入 2mL 斐林试剂，再分别加入 2 滴乙醛和苯甲醛，摇匀后放在热水浴中加热，观察现象，并记录。

3. 尿液中葡萄糖的检测

在干净的试管中，加入少量尿液，再滴加 2~3 滴斐林试剂，加热，观察颜色的变化。对于糖尿病患者，其尿液中会出现葡萄糖，葡萄糖结构中含有醛基，具有醛的特性，会发生显色反应。

第七章 羧酸、羧酸衍生物及取代羧酸

学习目标		
知识点	技能点	思政点
① 了解羧酸、羧酸衍生物及取代羧酸的结构、物理性质 ② 熟悉羧酸、羧酸衍生物及取代羧酸的命名、常见结构及用途 ③ 掌握羧酸、氨基酸的化学性质	① 能够命名羧酸类化合物 ② 能够初步运用羧酸、羧酸衍生物及取代羧酸的知识分析和解决生活中、药物中的案例	① 培养勤于学习、善于思考和追求真理的品德 ② 培养求真务实、遵纪守法、开拓创新的职业素养 ③ 加深对党和国家的自豪感,文化自信;激发投身于民族复兴工作中的热情

> 课堂导入:
> 针对发热症状,国家卫生健康委员会给出了推荐的退热用药,主要为布洛芬和对乙酰氨基酚,请谈谈你对这两种药物的结构以及作用的认识。

羧酸、羧酸衍生物及取代羧酸广泛存在于自然界中,大多数具有一定的生物活性,在日常生活和药物结构中发挥着重要作用。有的药物本身就是羧酸、羧酸衍生物及取代羧酸,如世界上第一种抗生素青霉素,缓解发热症状的解热镇痛药对乙酰氨基酚,味精的主要成分谷氨酸钠等。

第一节 羧酸的定义和结构

结构中含有羧基(—COOH)的有机化合物称为羧酸,除甲酸(HCOOH)外,羧酸也可以看作是烃分子中的 H 原子被—COOH 取代后的衍生物。

羧酸(R—COOH)的结构可以分为非官能团部分(—R)和官能团羧基(—COOH),羧酸的结构分类和醛类似,可以根据—COOH 的数量,分为一元酸、二元酸和多元酸;也可以根据—R 的结构,分为饱和酸、不饱和酸等。羧酸的结构分类见图 7-1。

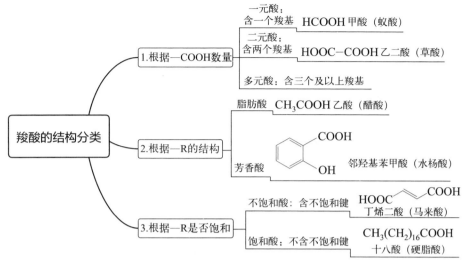

图 7-1 羧酸的结构分类

第二节 羧酸的命名

许多羧酸最初是从动植物体内获得，因此根据其来源给予相应的俗称，如甲酸是从蚂蚁中得到，俗称蚁酸；乙酸是从食用醋中得到，俗称醋酸。羧酸的俗称应用较为普遍，有的甚至比化学名称更被人所熟知，如硬脂酸、软脂酸、马来酸、肉桂酸、琥珀酸等。常见羧酸的俗称及其结构如表 7-1 所示。

表 7-1 常见羧酸的俗称及其结构

俗名	结构	化学名
蚁酸	HCOOH	甲酸
醋酸	CH_3COOH	乙酸
草酸	HOOC—COOH	乙二酸
安息香酸	C₆H₅COOH	苯甲酸
软脂酸	$CH_3(CH_2)_{14}COOH$	十六酸
硬脂酸	$CH_3(CH_2)_{16}COOH$	十八酸
花生酸	$CH_3(CH_2)_{18}COOH$	二十酸
酒石酸	HOOC-CH(OH)-CH(OH)-COOH	2,3-二羟基丁二酸

俗名	结构	化学名
肉桂酸	C₆H₅-CH=CH-COOH	3-苯基丙烯酸
水杨酸	邻-C₆H₄(OH)COOH	邻羟基苯甲酸

羧酸的系统命名法和醛类似，其规则如下。

一、选主链

选择含有官能团（—COOH）的最长碳链作为主链，根据碳原子数目，称"某"酸。对于芳香酸，则把苯环看作取代基，苯环侧链作为主链。

当结构中含有多个官能团时，则需根据官能团的优先顺序（官能团优先顺序参照芳香烃章节），将相对最优先的官能团确认为母体，其他相对不优先的官能团则为取代基。如化合物 A，含有—OH 和—COOH，—COOH 比—OH 优先，因此该化合物母体为—COOH，称某酸。同理化合物 B 也一样。

$$CH_3CHCH_2COOH \qquad\qquad CH_2=CH_2CH_2COOH$$
$$|$$
$$OH$$

化合物A　　　　　　　　化合物B

二、主链编号

从靠近官能团的一端开始对主链编号，确保官能团的位次最小。因羧基（—COOH）上含有 C 原子，故羧基（—COOH）编为 1 号。

$$\overset{4}{C}H_3\overset{3}{C}H\overset{2}{C}H_2\overset{1}{C}OOH \qquad\qquad \overset{4}{C}H_2=\overset{3}{C}H_2\overset{2}{C}H_2\overset{1}{C}OOH$$
$$|$$
$$OH$$

三、写名称

把取代基的位次、名称依次写在主链的前面。因羧基（—COOH）在主链的一端，故可以不标出位次。

$$\overset{4}{C}H_3\overset{3}{C}H\overset{2}{C}H_2\overset{1}{C}OOH \qquad\qquad \overset{4}{C}H_2=\overset{3}{C}H_2\overset{2}{C}H_2\overset{1}{C}OOH$$
$$|$$
$$OH$$

3-羟基丁酸　　　　　　　　3-丁烯酸

随堂练习：写出下列化合物名称或结构式。

1. CH₂CH=CHCOOH
     |
     OH

2. 2,4-二硝基苯甲酸

第三节　常见的羧酸

一、乙酸

乙酸（acetic acid）又称醋酸，为无色澄明液体，有刺激性特臭和辛辣的酸味，易溶于水和乙醇，水溶液呈弱酸性。纯无水乙酸熔点为 16.7℃，当室温低于此温度时，会凝固为冰状结晶，纯乙酸又称为冰醋酸。醋酸蒸气与空气混合可形成爆炸混合物，遇明火、高热能引起燃烧爆炸。乙酸的用途极其广泛，是药物合成中常见的有机溶剂，同时也是重要的原料，家用食醋中含有 3%～5%的乙酸。乙酸可以用发酵的方法得到，现常用化学合成方法制取，如乙烯的氧化等。

二、乙二酸

乙二酸（oxalic acid）俗称草酸，结构式 HOOC—COOH，为无色透明结晶，易溶于水，不溶于乙醚等有机溶剂，其酸性比醋酸强很多。草酸是生物体的一种代谢产物，广泛分布于植物、动物和真菌体中，尤以菠菜、苋菜、芋头等植物中含量最高，占植物干重的 3%～10%，草酸有着调节植物 pH、缓解重金属毒害、诱导抗病性以及调节 Ca^{2+} 浓度等作用。

草酸主要用作还原剂和漂白剂，用于生产抗生素和冰片等药物以及提炼稀有金属的溶剂、染料还原剂等。草酸对皮肤、黏膜有刺激及腐蚀作用，极易经表皮、黏膜吸收引起中毒。草酸盐含量过高对人体危害较大，胃肠道中草酸盐的过度吸收会导致尿中含有过多的草酸盐。此外，草酸盐的积累还可能导致其他一些与高草酸血症相关的病理性疾病，如心肌病、低钙血症、草酸钙结石病、肾衰竭甚至中毒死亡，在肾结石中草酸钙占了近 80%。

三、苯甲酸

苯甲酸（benzoic acid）又称安息香酸，是最简单的芳香酸，微溶于水，易溶于乙醇、乙醚等有机溶剂。苯甲酸具有苯或甲醛的气味，为鳞片状或针状结晶，其蒸气有很强的刺激性，吸入后易引起咳嗽。

苯甲酸常用于医药、染料载体、增塑剂、香料和食品防腐剂等的生产。在酸性条件下，苯甲酸对霉菌、酵母和细菌均有抑制作用，抑菌的最适 pH 为 2.5～4.0，但因其水溶性较差，一般以其钠盐，即苯甲酸钠添加到食物中，常用作腌制蔬菜、饮料、果脯、蜜饯等食品的防腐剂。

四、阿司匹林

阿司匹林（aspirin）化学名称为 2-（乙酰氧基）苯甲酸，是将水杨酸的—OH 进行乙酰化，故又称乙酰水杨酸，为白色结晶或结晶性粉末，微溶于水、易溶于乙醇。

阿司匹林在 1897 年由德国化学家首次合成，1898 年上市，经百余年的临床应用，证明其对缓解轻度或中度疼痛，如牙痛、头痛、神经痛等效果较好，对感冒、流感等发热疾病的退热，风湿痛治疗也有疗效。后又发现阿司匹林对血小板聚集有抑制作用，能阻止血栓形成，可用于预防短暂性脑缺血发作、心肌梗死、手术后血栓的形成等，是应用极其广泛的解热镇痛、抗炎、抗血小板聚集药物。

但随着阿司匹林的广泛应用，其不良反应的案例也逐渐增多，详见图 7-2。研究发现，儿童在服用阿司匹林后，存在的风险较成人高，儿童应尽量避免使用。另需注意在手术前一周停用，避免凝血功能障碍，造成出血不止。有出血症状的溃疡病或其他活动性出血时要禁用，有哮喘及其他过敏性反应时要慎用。

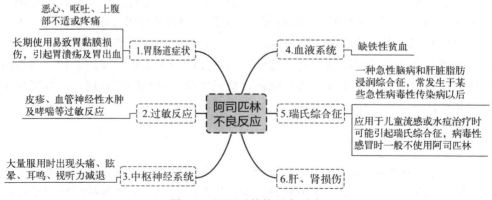

图 7-2 阿司匹林的不良反应

五、青霉素

青霉素（penicillin）音译盘尼西林，是 β-内酰胺类中一大类抗生素的总称，结构中的 β-内酰胺环和 2 号位上—COOH 是保持活性的必需基团。天然青霉素主要有青霉素 G、青霉素 X、青霉素 K、青霉素 V 等。

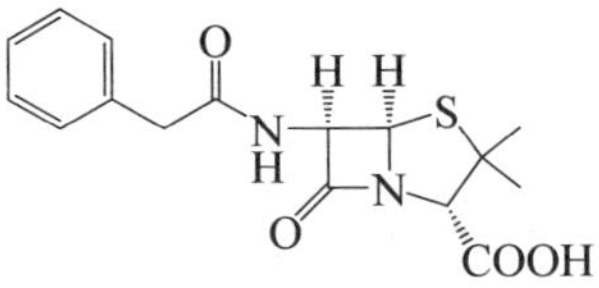

青霉素G 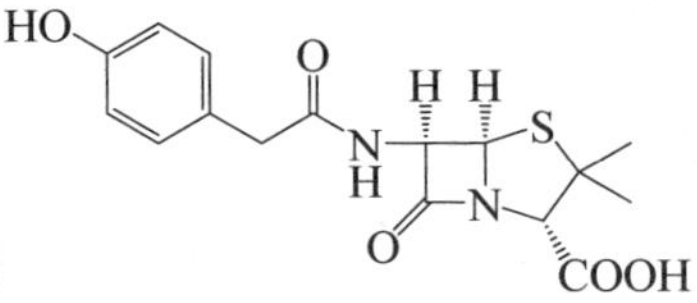　　　　　　青霉素X 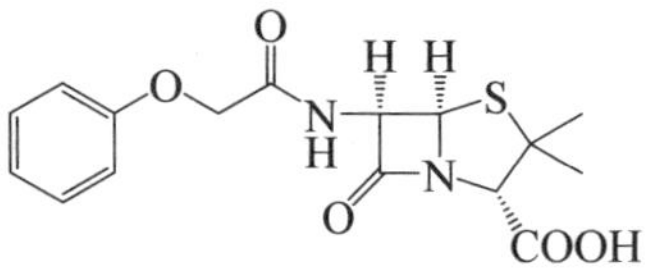　　　　　　青霉素V

青霉素是世界上第一种抗生素，在 1928 年由英国科学家弗莱明首先发现。我国在 1944 年生产了第一批国产青霉素，揭开了生产抗生素的历史。青霉素是一类高效、低毒、临床应用广泛的重要抗生素，主要用于革兰氏阳性球菌，例如链球菌、肺炎球菌、敏感的葡萄球菌等引起的全身或严重的局部感染，其机制为抑制细菌细胞壁的合成。

但因结构中 β-内酰胺的四元环张力较大，易发生开环使化学性质不稳定，故不宜口服，胃酸会导致酰胺侧链水解和 β-内酰胺环开环失去活性。临床上通常用粉针剂，注射前用注射水新鲜配制。同时也存在抗菌谱窄、易产生耐药性等不足，青霉素容易引起过敏反应，严重时会导致休克，甚至死亡等，在使用前必须先做皮内试验。

为克服以上不足，一批半合成的耐酸、耐酶、广谱青霉素被研发出来，较熟悉的广谱青霉素如阿莫西林，又称羟氨苄青霉素。其对酸稳定，可以口服，杀菌作用强，穿透细胞膜的能力也强，是目前应用较为广泛的口服半合成青霉素之一。

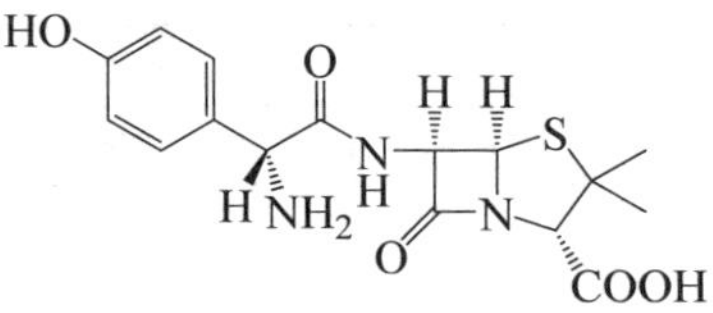

拓展阅读：抗生素

六、布洛芬

布洛芬（ibuprofen）化学名称为 2-(对异丁基苯基)丙酸，易溶于乙醇、丙酮等有机溶剂，在水中几乎不溶。

布洛芬为解热镇痛、非甾体抗炎药，常用剂型有片剂、胶囊剂、糖浆剂等。临床上常用于缓解轻至中度疼痛，如头痛、关节痛、牙痛、肌肉痛、神经痛、痛经等，也可用于普通感冒或流行性感冒引起的发热。其机制是通过抑制环氧化酶，减少前列腺素的合成，产生镇痛、抗炎作用。通过下丘脑体温调节中枢而起解热作用，用于退热隔4～6小时服用一次，一天不能超过4次。

布洛芬最常见的不良反应是胃肠道症状，如消化不良、胃烧灼感、胃痛、恶心、呕吐，一般停药后上述症状可以消失。

拓展阅读：甾体

第四节　羧酸的性质

一、物理性质

羧酸根据结构中C原子数的增加呈现出不同的性质，C1～C3的羧酸溶于水，为刺激性酸味的液体，C4～C9的羧酸难溶于水，为酸腐臭味的油状液体，C9以上的羧酸不溶于水，为无味的蜡状固体。芳香酸大多数为结晶固体，在水中的溶解度较小。常见羧酸的物理常数见表7-2。

表 7-2　常见羧酸的物理常数

名称	熔点/℃	沸点/℃	相对密度
甲酸	8.4	100.5	1.22
乙酸	16.7	117.7	1.05
苯甲酸	122.13	249	1.26
十六碳酸	62.9	351.5	0.85
十八碳酸	70	361	0.85
水杨酸	158	211	1.44

二、化学性质

羧酸的化学反应主要发生在官能团羧基（—COOH）上，如酸碱反应、取代反应、还原反应等。

$$\text{R-CH-}\underset{\text{④}\;\text{H}}{\overset{\text{O②}\;①}{\underset{|}{\text{C}}\text{-O-H}}}\;③$$

① 酸性，酸碱反应
② —OH 取代反应
③ 脱羧反应、还原反应
④ α-H 取代反应

1. 酸性

羧酸在水溶液中可以部分电离出 H^+，是一种弱酸，其强度小于 H_2SO_4 和 HCl，但是强于 H_2CO_3。因为羧酸具有酸性，可以和碱发生酸碱中和反应生成相应的盐，如皂化反应生成了高级脂肪酸钠，是肥皂的主要成分。

$$\text{甘油三酯} + 3\,NaOH \longrightarrow 3\,RCOONa + \text{甘油}$$

甘油三酯　　　　　　　　　脂肪酸钠　　甘油

一些含有羧基结构的药物，为增加水溶性，或者改变药物剂型的需要，往往也会做成钠盐或钾盐，如青霉素钠、青霉素钾等。

拓展阅读：脂肪族羧酸结构对酸性强弱影响

2. —OH 被取代的反应

羧酸中—OH 被其他原子或基团取代后，生成了羧酸衍生物。

（1）生成酰卤反应　酰卤中以酰氯最为重要，将羧酸和三氯化磷（PCl_3）、五氯化磷（PCl_5）或二氯亚砜（$SOCl_2$）等氯化剂反应，得到酰氯。

$$R-\underset{O}{\overset{O}{C}}-OH + PCl_3 \longrightarrow R-\underset{}{\overset{O}{C}}-Cl$$

（2）生成酸酐反应　两分子羧酸在五氧化二磷（P_2O_5）和乙酸酐（CH_3CO—O—$OCCH_3$）等脱水剂下加热，生成酸酐。

$$2R-\overset{O}{C}-OH \xrightarrow[\triangle]{P_2O_5} R-\overset{O}{C}-O-\overset{O}{C}-R$$

（3）生成酯反应　羧酸和醇在酸性条件下加热生成酯的，称为酯化反应。

$$R-\overset{O}{C}-OH + R'OH \underset{\triangle}{\overset{H^+}{\rightleftharpoons}} R-\overset{O}{C}-O-R'$$

(4) 生成酰胺反应　羧酸和氨气或胺在低温下先生成铵盐，然后加热脱水生成酰胺或 N-取代酰胺。

$$R-COOH + NH_3 \rightleftharpoons R-COONH_4 \xrightarrow{\Delta} R-CONH_2$$

$$R-COOH + R'NH_2 \rightleftharpoons R-COONH_3R' \xrightarrow{\Delta} R-CONHR'$$

3. 还原反应

羧基相对比较稳定，一般还原剂较难将其还原，在强还原剂（$LiAlH_4$）下可以被还原生成伯醇。

$$\text{Ph-CH=CH-COOH} \xrightarrow{LiAlH_4} \text{Ph-CH=CH-CH}_2\text{OH}$$

4. 脱羧反应

羧酸在加热的条件下，从羧基中脱去 CO_2 的反应称为脱羧反应。当羧酸的 α-C 上连有羰基、卤素和硝基等吸电子基团时，脱羧反应就更容易进行。

$$\text{ClCH}_2\text{COOH} \xrightarrow{\Delta} CH_3Cl + CO_2$$

第五节　羧酸衍生物

一、定义和结构

羧酸分子中，官能团—COOH 中的—OH 被卤素（—X）、氨基（—NH_2）等取代后得到的化合物称为羧酸衍生物，一般情况下羧酸衍生物是非酸的化合物。

羧酸衍生物中含有酰基（—CO—），为羧基（—COOH）中去掉羟基（—OH）之后剩下的部分，如乙酰基、苯甲酰基、苯磺酰基等。

乙酰基　　苯甲酰基　　苯磺酰基

羧酸衍生物根据取代的基团不同，可以分为酰卤、酸酐、酯和酰胺等，详见表 7-3。

表 7-3 羧酸衍生物的分类

类别	通式	取代情况	常见化合物	
酰卤	$R-\overset{O}{\underset{\|}{C}}-X$	—OH 被卤素取代	$H_3C-\overset{O}{\underset{\|}{C}}-Cl$	乙酰氯
酸酐	$R-\overset{O}{\underset{\|}{C}}-O-\overset{O}{\underset{\|}{C}}-R'$	—OH 被酸取代	$H_3C-\overset{O}{\underset{\|}{C}}-O-\overset{O}{\underset{\|}{C}}-CH_3$	乙酸酐
酯	$R-\overset{O}{\underset{\|}{C}}-OR'$	—OH 被醇取代	$H_3C-\overset{O}{\underset{\|}{C}}-OCH_2CH_3$	乙酸乙酯
酰胺	$R-\overset{O}{\underset{\|}{C}}-NH_2$	—OH 被氨基取代	$H_3C-\overset{O}{\underset{\|}{C}}-NH_2$	乙酰胺

二、常见的羧酸衍生物

对乙酰氨基酚（paracetamol）又称扑热息痛，分子中含有酰胺结构，在热水或乙醇中可以溶解，也是常见的解热镇痛、非甾体抗炎药，临床上主要用于感冒发热、关节痛、神经痛及偏头痛、癌性痛及手术后止痛，还可用于对阿司匹林过敏患者。用于退热隔 4~6 小时服用一次，一天不能超过 4 次，如果服用过量，可能会引起肝损伤。有研究表明，铁含量升高诱发的肝损伤很可能在对乙酰氨基酚诱导的肝损伤中起重要作用。

拓展阅读：布洛芬与对乙酰氨基酚的作用特点

三、性质

羧酸衍生物都能发生水解反应，只是活性不同，酰卤的水解反应活性最高。

$$R-\overset{O}{\underset{\|}{C}}-X + H_2O \xrightarrow{室温} R-\overset{O}{\underset{\|}{C}}-OH + HCl$$

$$R-\overset{O}{\underset{\|}{C}}-O-\overset{O}{\underset{\|}{C}}-R' + H_2O \xrightarrow{\triangle} R-\overset{O}{\underset{\|}{C}}-OH + R'-\overset{O}{\underset{\|}{C}}-OH$$

$$R-\overset{O}{\underset{\|}{C}}-OR' + H_2O \xrightarrow[\triangle]{H^+/OH^-} R-\overset{O}{\underset{\|}{C}}-OH + R'OH$$

$$R-\overset{O}{\underset{\|}{C}}-NH_2 + H_2O \xrightarrow[\triangle]{H^+/OH^-} R-\overset{O}{\underset{\|}{C}}-OH + NH_2$$

第六节 取代羧酸

羧酸分子中，非官能团部分的 H 原子被其他原子或基团取代后的化合物称为取代羧酸。取代羧酸仍然是酸，分子中的—COOH 依然存在。

一、羟基酸

1. 定义和结构

分子中含有—OH 和—COOH 的化合物称为羟基酸，如—OH 和苯环直接相连，称为酚羟基酸，如—OH 没有和苯环直接相连，称为醇羟基酸。

$$\underset{\text{邻羟基苯甲酸（水杨酸）}}{\text{C}_6\text{H}_4(\text{OH})\text{COOH}} \qquad \underset{\text{2-羟基丁二酸（苹果酸）}}{\text{HOOC}-\text{CH}_2-\underset{\underset{\text{OH}}{|}}{\text{CH}}-\text{COOH}} \qquad \underset{\text{2,3-二羟基丁二酸（酒石酸）}}{\text{HOOC}-\underset{\underset{\text{OH}}{|}}{\text{CH}}-\underset{\underset{\text{OH}}{|}}{\text{CH}}-\text{COOH}}$$

随堂练习：请写出柠檬酸的化学名称 $\text{HO}-\underset{\underset{\text{CH}_2\text{COOH}}{|}}{\overset{\overset{\text{CH}_2\text{COOH}}{|}}{\text{C}}}-\text{COOH}$ 。

---

2. 常见的羟基酸

乳酸（lactic acid）化学名称为 2-羟基丙酸，无色澄清黏稠液体，易溶于水和乙醇。食物发酵可以生成乳酸，人体和动物在正常的生理状态下也会产生。

$$\text{H}_3\text{C}-\underset{\underset{\text{OH}}{|}}{\text{CH}}-\text{COOH}$$

乳酸是无氧氧化的产物，即人体吸收的葡萄糖经过糖酵解为丙酮酸，当细胞利用氧或氧供应不足时，丙酮酸被代谢为乳酸并释放少量能量。人体每天的乳酸产量约为 1.8g/kg，当高强度的运动后，会加剧乳酸的产生，堆积乳酸的肌肉会发生收缩，从而挤压血管，造成肌肉酸痛等症状。

人体内的乳酸主要代谢途径是氧化成 CO_2 和 H_2O 排出体外以及重新合成葡萄糖和糖原。另外，还有合成脂肪酸等物质，直接随汗液和尿液排出体外等途径。当出现乳酸生成增多、代谢减少，则会引起高乳酸血症甚至乳酸中毒等，因此血乳酸是临床检测的重要指标之一，可提示潜在疾病的严重程度及预后的情况。

乳酸结构中含有—COOH 和—OH，可以发生分子间的脱水反应，若干个乳酸脱水缩合就可以生成聚乳酸（PLA）。因其生产过程无污染，可以生物降解，是理想的绿色高分子材料，在医学上用作手术缝线，可自动降解，免去了拆线的过程。

3. 性质

羟基酸含有—OH 和—COOH 两个官能团，因此同时具有醇、酚和羧酸的化学性质，可以发生—OH 的取代、氧化和显色等反应，也具有—COOH 的酸性、酯化、脱酸和还原等特性。如《中国药典》（2020 年版）中水杨酸的鉴别就包括了和 $FeCl_3$ 的显色反应。

二、氨基酸

1. 定义与结构

分子中含有—NH_2 和—COOH 的化合物称为氨基酸，氨基酸是组成蛋白质的最基本单元，而蛋白质是机体三大能源物质之一。

2-氨基乙酸（甘氨酸）　　2-氨基戊二酸（谷氨酸）　　2-氨基苯丙酸（苯丙氨酸）

2. 分类

氨基酸的分类有多种维度，可以根据—NH_2 的取代位置可以分为 α、β、γ 氨基酸等。—NH_2 为碱性，—COOH 为酸性，根据两者数量，可以分为酸性、碱性、中性氨基酸。还可根据在人体内是否能够自身合成，分为必需氨基酸、非必需氨基酸，详见表7-4。

3. 常见的氨基酸结构

谷氨酸（glutamic acid），白色结晶，结构中含有 2 个—COOH 和 1 个—NH_2，属酸性氨基酸。谷氨酸是构成蛋白质的最基本成分之一，大量存在于谷类蛋白质中，动物脑中含量也较多。

表 7-4 氨基酸的分类

分类维度	类别	常见的氨基酸
—NH_2 的取代位置	α-氨基酸：—NH_2 在 α 位 β-氨基酸：—NH_2 在 β 位 γ-氨基酸：—NH_2 在 γ 位	20 种常见的氨基酸中除脯氨酸外，其余均为 α-氨基酸
—NH_2 和—COOH 数量	酸性氨基酸：—COOH > —NH_2 碱性氨基酸：—NH_2 > —COOH 中性氨基酸：—NH_2 = —COOH	酸性氨基酸：谷氨酸 碱性氨基酸：赖氨酸 中性氨基酸：甘氨酸
人体内是否能够自身合成	必需氨基酸：自身不能合成，需通过食物摄取；非必需氨基酸：自身可以合成	20 种常见的氨基酸中有 8 种为必需氨基酸（表 7-5 种带*的）

谷氨酸是哺乳动物脑内含量最高的酸性氨基酸，参与蛋白质、多肽及脂肪酸的合成，与谷氨酰胺一起调节体内氨水平。同时也是中枢神经系统中最丰富的神经递质，是一种兴奋性神经递质。相关研究表明，当谷氨酸代谢异常时，会诱发阿尔茨海默病、帕金森病、抑郁症和癫痫等疾病。

谷氨酸的钠盐，即谷氨酸钠是味精的主要成分，可以增强食物鲜味，增进食欲。但有研究表明，过量摄入谷氨酸钠可能具有毒性作用，包括肥胖、高胰岛素血症、中枢神经系统和生殖系统异常及肾损伤等，1 岁以下婴幼儿不宜食用，儿童不宜大量食用。

4. 命名

氨基酸的系统命名法规则和羧酸的规则一样，将—NH_2 作为取代基，羧酸作为主链。对于 20 种常见的氨基酸，其俗称使用的更为广泛，详见表 7-5。

表 7-5 20 种常见氨基酸一览表

中文名称	英文名称（缩写）	结构	等电点
甘氨酸	Glycine（Gly）	H_2N—COOH	5.97
丙氨酸	Alanine（Ala）	COOH, NH_2	6.00
缬氨酸*	Valine（Val）	COOH, NH_2	5.96
亮氨酸*	Leucine（Leu）	COOH, NH_2	5.98
异亮氨酸*	Isoleucine（Ile）	COOH, NH_2	6.02
苯丙氨酸*	Phenylalanine（Phe）	COOH, NH_2	5.48

续表

中文名称	英文名称（缩写）	结构	等电点
脯氨酸	Proline（Pro）	吡咯烷-2-COOH	6.30
丝氨酸	Serine（Ser）	HO-CH$_2$-CH(NH$_2$)-COOH	5.68
苏氨酸*	Threonine（Thr）	CH$_3$-CH(OH)-CH(NH$_2$)-COOH	5.60
组氨酸	Histidine（His）	咪唑-CH$_2$-CH(NH$_2$)-COOH	7.59
色氨酸*	Tryptophan（Trp）	吲哚-CH$_2$-CH(NH$_2$)-COOH	5.89
半胱氨酸	Cysteine（Cys）	HS-CH$_2$-CH(NH$_2$)-COOH	5.07
天冬氨酸	Aspartic acid（Asp）	HOOC-CH$_2$-CH(NH$_2$)-COOH	2.77
谷氨酸	Glutamic acid（Glu）	HOOC-CH$_2$-CH$_2$-CH(NH$_2$)-COOH	3.22
赖氨酸*	Lysine（Lys）	H$_2$N-(CH$_2$)$_4$-CH(NH$_2$)-COOH	9.74
酪氨酸	Tyrosine（Tyr）	HO-C$_6$H$_4$-CH$_2$-CH(NH$_2$)-COOH	5.66
蛋氨酸*	Methionine（Met）	CH$_3$-S-CH$_2$-CH$_2$-CH(NH$_2$)-COOH	5.74
天冬酰胺	Asparagine（Asn）	H$_2$N-CO-CH$_2$-CH(NH$_2$)-COOH	5.41
谷氨酰胺	Glutamine（Gln）	H$_2$N-CO-CH$_2$-CH$_2$-CH(NH$_2$)-COOH	5.65
精氨酸	Arginine（Arg）	H$_2$N-C(=NH)-NH-(CH$_2$)$_3$-CH(NH$_2$)-COOH	10.76

注：标*的为必需氨基酸。

随堂练习：请写出苏氨酸和赖氨酸的化学名称。

5. 性质

氨基酸一般为无色晶体，熔点比一般有机化合物高很多，基本超过 200℃，绝大部分氨基酸易溶于水，难溶于有机溶剂。由于结构中含有—NH_2 和—COOH，故氨基酸同时具有两种官能团的性质，同时因两个官能团的相互影响，氨基酸又有一些特殊的化学性质。

（1）酸碱两性　氨基酸结构中碱性的—NH_2 和酸性的—COOH 可以发生自身质子的转移，即—COOH 给出的 H^+ 被—NH_2 所接受，生成同时有阳离子和阴离子的两性离子，又称内盐。氨基酸基本以内盐的形式存在，因此易溶于水。

$$R-\underset{NH_2}{CH}-COOH \rightleftharpoons R-\underset{NH_3^+}{CH}-COO^- \text{（内盐）}$$

（2）等电点　内盐在溶液中，如 H^+ 浓度过高，则容易和羧基阴离子部分结合，生成阳离子；如 OH^- 浓度过高，则容易中和氨基上的 H^+，生成阴离子。

$$R-\underset{NH_3^+}{CH}-COOH \underset{H^+}{\overset{OH^-}{\rightleftharpoons}} R-\underset{NH_3^+}{CH}-COO^- \underset{H^+}{\overset{OH^-}{\rightleftharpoons}} R-\underset{NH_2}{CH}-COO^-$$

阳离子　　　　两性离子（内盐）　　　阴离子

当达到某一 pH 时，氨基酸解离成阳离子和阴离子的趋势及程度相等，呈电中性，此时溶液的 pH 称为该氨基酸的等电点（isoelectron point），用 pI 表示。氨基酸在其等电点时溶解度最小，最容易从溶液中析出。

（3）与水合茚三酮的显色反应　α-氨基酸与水合茚三酮的弱酸性溶液共热，经过一系列反应，最终生成蓝紫色物质罗曼紫，根据颜色的变化可以用于氨基酸的鉴别。《中国药典》（2020 年版）中复方氨基酸注射液的鉴别就包括这一反应。

水合茚三酮　　α-氨基酸　　　　罗曼紫（蓝色）

（4）成肽反应　一分子氨基酸中的羧基可以和另一分子氨基酸中的氨基发生分子间脱水，形成肽键，得到的化合物称为二肽化合物。

二肽化合物（虚线框内为肽键）

二肽化合物中含有—NH_2 和—COOH 可以继续和其他氨基酸反应，生成更为复杂三肽、四肽以及多肽化合物，当分子质量达到较高的时候，则称为蛋白质。

拓展阅读：多肽

知识小结

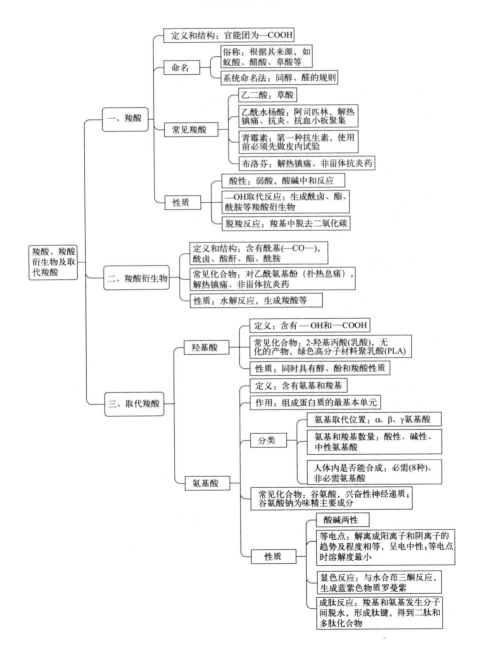

课后检测

一、选择题

1. —COOH 是下列哪类化合物的官能团（　　）？
A. 醇　　　　　　B. 烯烃　　　　　　C. 醛　　　　　　D. 羧酸
2. 草酸是下列哪种化合物的俗称（　　）。
A. 甲酸　　　　　B. 乙酸　　　　　　C. 乙二酸　　　　D. 丙酸
3. 十八酸俗称（　　）。
A. 安息香酸　　　B. 软脂酸　　　　　C. 硬脂酸　　　　D. 花生酸
4. 邻羟基苯甲酸俗称（　　）。
A. 水杨酸　　　　B. 酒石酸　　　　　C. 肉桂酸　　　　D. 苹果酸
5. 下列哪种物质常用作防腐剂添加到食物中（　　）。
A. 草酸钙　　　　B. 苯甲酸钠　　　　C. 冰醋酸　　　　D. 水杨酸
6. 下列哪种物质摄入过多容易引起肾结石（　　）？
A. 草酸钙　　　　B. 苯甲酸钠　　　　C. 冰醋酸　　　　D. 水杨酸
7. 青霉素从结构上是属于以下哪一类抗生素（　　）？
A. 氨基糖苷类　　B. 大环内酯类　　　C. 氯霉素类　　　D. β-内酰胺类
8. 以下不是阿莫西林的特点的是（　　）？
A. 对酸稳定　　　　　　　　　　　　B. 不能口服
C. 杀菌作用强　　　　　　　　　　　D. 细胞膜穿透力强
9. 羧酸不易发生下列哪类反应（　　）？
A. 氧化反应　　　B. 还原反应　　　　C. 取代反应　　　D. 脱羧反应
10. 下列不属于羧酸衍生物的是（　　）？
A. 酰氯　　　　　B. 氨基酸　　　　　C. 酰胺　　　　　D. 酯
11. 聚乳酸的英文缩写为（　　）？
A. PE　　　　　　B. PLA　　　　　　C. PVC　　　　　D. PP
12. 碱性氨基酸中氨基和羧基的关系为（　　）。
A. 氨基>羧基　　 B. 氨基=羧基　　　 C. 氨基<羧基　　 D. 无法判断
13. 三肽化合物中含有的肽键数为（　　）。
A. 1　　　　　　 B. 2　　　　　　　 C. 3　　　　　　 D. 无法判断

二、填空题

1. 甲酸俗称_____。

2. 安息香酸的化学名称为_____。

3. 阿司匹林具有的功效有_____。

4. 青霉素化学性质不稳定，主要是因为_____，因此不能口服，临床上一般使用_____。

5. 布洛芬和对乙酰氨基酚从结构上都属于_____抗炎药。

6. 羧基中脱去 CO_2 的反应称为_____。

7. 肥皂的主要成分为_____。

8. 羧酸衍生物的官能团为_____。

9. 剧烈运动后会造成肌肉酸痛等症状，这主要是因为体内_____集聚。

10. 《中国药典》（2020年版）中水杨酸鉴别包括了和 $FeCl_3$ 的显色反应，这是因为水杨酸结构中含有_____。

11. 自身不能合成，需通过食物摄取的氨基酸称为_____氨基酸。

12. 味精的主要成分是_____。

13. α-氨基酸与_____反应生成蓝紫色化合物，可以用于氨基酸的鉴别。

三、命名或写出结构

1.

2. (HOOC-CH(NH₂)-COOH 结构)

3. (异丙基-CH(NH₂)-COOH 结构)

4. (异丁基-CH(NH₂)-COOH 结构)

5. (3,4,5-三羟基苯甲酸结构)

四、分析题

1. 羧酸广泛存在于自然界中，在动植物的生长、繁殖和新陈代谢等各方面都有着重要作用，请结合所学知识，描述羧酸能够参与的反应部位及典型代表反应。

2. 乳酸是无氧氧化的产物，人体和动物在正常的生理状态下也会产生，请问乳酸在体内的代谢途径有哪些？

3. 羧酸、羧酸衍生物和取代羧酸在日常生活和药物中都发挥着重要的作用，请结合所学所知，谈谈你所接触或了解的羧酸类结构和作用。

实训　乙酸乙酯的制备

（一）实训目的

1. 掌握酯化反应的特点。
2. 掌握蒸馏、萃取、洗涤、干燥的基本操作。

（二）实训内容

利用乙酸和乙醇为原料，以浓 H_2SO_4 做催化剂，在 110℃ 的加热条件下，发生酯化反应生成乙酸乙酯。

$$CH_3COOH + CH_3CH_2OH \underset{110℃}{\overset{H_2SO_4}{\rightleftharpoons}} CH_3COOCH_2CH_3 + H_2O$$

（三）实训仪器及试剂

1. 仪器

三口烧瓶、带橡皮塞的温度计、滴液漏斗、蒸馏装置、加热套、分液漏斗、沸石。

2. 试剂

95%乙醇、浓 H_2SO_4、冰醋酸、饱和 Na_2CO_3 溶液、饱和 NaCl 溶液、饱和 $CaCl_2$ 溶液、无水 $MgSO_4$。

（四）实训步骤

1. 在洁净的三口烧瓶中，加入 3 粒沸石、95%乙醇 12mL，缓慢加入浓 H_2SO_4 6mL，摇匀。

2. 三口烧瓶，一口插入带橡皮塞的温度计，一口连滴液漏斗，一口连接蒸馏装置，滴液漏斗中装入 95%乙醇 12mL 以及冰醋酸 12mL。

3. 通过滴液漏斗加入混合物 3mL 左右，缓慢加热，控制温度在 110℃左右。

4. 当有液体蒸馏出时，缓慢加入滴液漏斗中剩余的混合物，其滴加速度和液体蒸馏出速度大致相同。

5. 继续加热反应，直至温度升高至 130℃时，没有液体被蒸馏出。

6. 收集蒸馏出的液体成分，加入 10mL 饱和 Na_2CO_3 溶液，直至无气泡产生。

7. 将第 6 步的混合液进行分液，弃去水层，酯层分别用饱和 NaCl 溶液、饱和 $CaCl_2$ 溶液洗涤，再分液，保留酯层备用。

8. 将第 7 步酯层加入无水 $MgSO_4$ 干燥，并进行再次蒸馏，收集 78℃左右的馏分。

第八章 含氮化合物

学习目标		
知识点	技能点	思政点
① 了解含氮化合物、胺类化合物的结构、物理性质 ② 熟悉胺类化合物的命名、常见结构及用途 ③ 掌握胺类化合物的化学性质	① 能够命名胺类化合物 ② 能够初步运用含氮化合物的知识分析和解决生活中、药物中的案例	① 培养勤于学习、善于思考和追求真理的品德 ② 培养求真务实、遵纪守法、开拓创新的职业素养 ③ 加深对党和国家的自豪感，文化自信；激发投身于民族复兴工作中的热情

课堂导入：
　　2023 年 2 月，华东某省某县人民法院宣判，两名男子通过购买感冒药，生产提炼出 40 多千克的麻黄碱，构成了非法生产制毒物品罪，分别被判有期徒刑 7 年和 4 年 6 个月。请问麻黄碱是哪一类化合物，具有什么样的作用？

　　在有机化合物中，除 C、H、O 三种元素外，N 是第四种常见元素。含氮有机化合物的种类很多，范围也很广，在前面的章节中已经学习过的酰胺类、氨基酸类都属于含氮有机化合物。含氮化合物用途广泛，对我们生活和机体非常重要，如第一个合成的有机化合物、重要的有机氮肥料尿素；一种可以使人快乐的神经传导物质多巴胺；吗啡、麻黄碱等生物碱类。

第一节　含氮化合物的定义和结构

　　分子中含有氮原子的有机化合物都可以称为含氮化合物，其种类繁多，根据官能团及结构的不同，一般可以分为硝基化合物、胺类、酰胺类、含氮杂环类、重氮与偶氮类、腈类、氨基酸类和生物碱类等，详见表 8-1。本章节主要学习胺类的相关内容。

表 8-1 含氮化合物的分类

类别	常见化合物	结构
硝基化合物	硝酸甘油（血管扩张药）	$O_2NO-CH_2-CH(ONO_2)-CH_2-ONO_2$
胺类	多巴胺（神经传导物质）	（儿茶酚乙胺结构）
酰胺类	乙酰胺（解毒药）	CH_3CONH_2
含氮杂环类	腺嘌呤（DNA 和 RNA 的组成物质）	（腺嘌呤结构）
重氮与偶氮类	甲基橙（酸碱指示剂）	（甲基橙结构）
腈类	乙腈	CH_3CN
氨基酸类	谷氨酸	$HOOC-CH_2-CH_2-CH(NH_2)-COOH$
生物碱类	吗啡（镇痛、安眠）	（吗啡结构）

第二节 胺的定义和分类

胺类化合物可以看作是氨（NH_3）分子中的氢原子部分或全部被烃基取代后的衍生物。N 原子上 1 个 H 原子被取代则为伯胺，N 原子上 2 个 H 原子被取代则为仲胺，氮原子上所有氢原子都被取代则为叔胺。

$$R-\underset{H}{\underset{|}{N}}-H \qquad R-\underset{H}{\underset{|}{N}}-R' \qquad R-\underset{R''}{\underset{|}{N}}-R'$$

伯胺（N上2个H）　　仲胺（N上1个H）　　叔胺（N上没有H）

氨（NH_3）分子再结合一个 H 原子，则为铵根离子（NH_4^+），若 4 个 H 都被烃基取代，则为季铵阳离子（NR_4^+）。季铵阳离子与酸根结合的化合物称为季铵盐，与—OH 结合的化合物称为季铵碱。

NH₄⁺Cl⁻	(CH₃)₄N⁺Cl⁻	NH₄⁺OH⁻	(CH₃)₄N⁺OH⁻
氯化铵	氯化四甲铵	氢氧化铵	氢氧化四甲铵
季铵盐	季铵盐	季铵碱	季铵碱

随堂练习：请判断化合物中 N 原子的类型。

1.

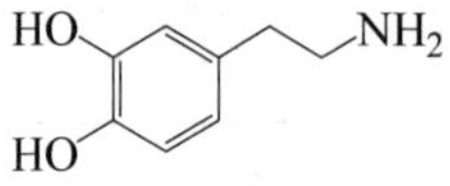

2.

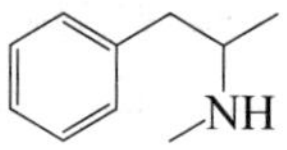

3.

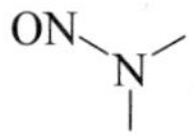

4.

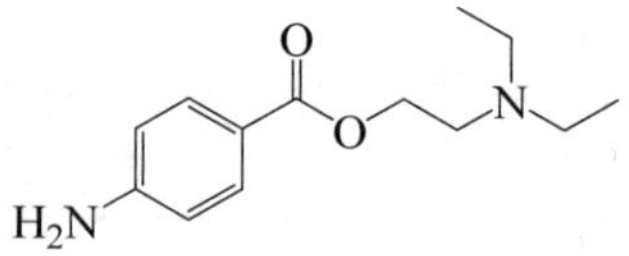

第三节　胺的命名

胺的系统命名法和羧酸等化合物略有不同，其规则如下。

① 简单的脂肪胺，以胺作为母体，根据取代基称"某胺"。

$$CH_3CH_2NH_2 \qquad CH_3CH_2NHCH_3 \qquad (CH_3CH_2)_3N$$

乙胺　　　　　甲乙胺　　　　　三乙胺

② 简单的芳香伯胺，以胺作为母体，根据取代基称"某胺"。

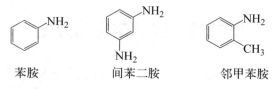

苯胺　　　　　间苯二胺　　　　　邻甲苯胺

③ 简单的芳香仲胺、叔胺，以苯胺为母体，用 N 表示取代基的位置。

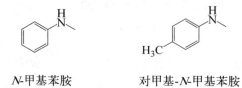

N-甲基苯胺　　　　对甲基-N-甲基苯胺

④ 较为复杂的胺或结构中存在比—NH₂ 更优先的官能团时，则把—NH₂ 作为取代基。

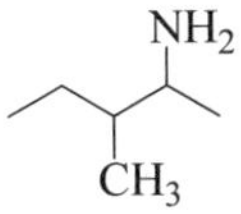

2-氨基-3-甲基戊烷 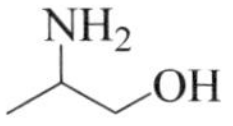　　2-氨基-1-丙醇 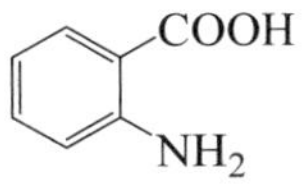　　邻氨基苯甲酸 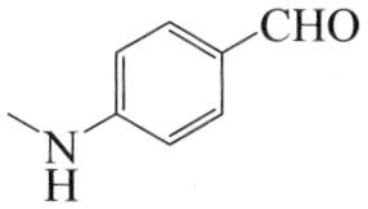　　对甲氨基苯甲醛

> 随堂练习：命名或写出化合物结构。
>
> 1. 1,5-戊二胺（尸胺）　　2. 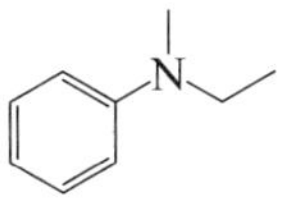　　　3.

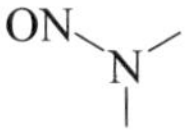

第四节　常见的含氮化合物

一、尿素

尿素（urea）又称碳酰胺，为无色棱柱状结晶或白色结晶性粉末，几乎无臭，易溶于水和乙醇。

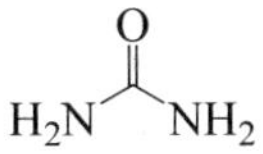

$$H_2N-CO-NH_2$$

尿素是最简单的有机化合物之一，是人工合成的第一个有机化合物，打破了有机化合物必须从动植物体获取的学说。尿素是哺乳动物体内蛋白质代谢分解的主要含氮终产物。在医药上，某些添加了尿素的药剂来提高皮肤的湿度。尿素也是一种高浓度氮肥，属中性速效肥料，也可用于生产多种复合肥料，在土壤中不残留任何有害物质，长期施用没有不良影响。

二、多巴胺

多巴胺（dopamine）化学名称为 4-(2-氨基乙基)-1,2-苯二酚，是人体重要的维持生理活动的神经递质，传递兴奋及快乐的信息，能使人感觉到兴奋、激动。但一些物质的成瘾也受到多巴胺的控制，如烟瘾、酒瘾等，在成瘾的初始、维持、戒断和复发阶段多巴胺都至关重要。

多巴胺为多巴胺受体激动药，临床上使用其盐酸盐注射液较多，作为临床一线的抢救药物，其适应证广泛，在治疗低血压和各类休克上疗效显著。

三、氯胺酮

氯胺酮（ketamine）化学名为 2-(2-氯苯基)-2-(甲氨基)环己酮，分子式为 $C_{13}H_{16}ONCl$，于 1962 年首次合成，主要作为麻醉药。

临床上使用其盐酸盐注射液，作为手术麻醉剂或麻醉诱导剂，但具有一定的精神依赖性潜力，在麻醉恢复期可能会出现幻觉、躁动不安、噩梦及谵语等精神症状。近年来发现氯胺酮在抗抑郁方面具有独特的优势，有研究表明其机制是以多种信号通路相互影响的方式，引起突触可塑性的急性变化，使兴奋性突触持续强化，从而发挥快速强效的抗抑郁作用。

四、甲基苯丙胺

甲基苯丙胺（methamphetamine）外观为纯白结晶体，晶莹剔透，属于苯丙胺类兴奋剂，具有极强的中枢兴奋作用，但兴奋和快感过后，取而代之的是一种严重的抑郁、疲劳和激怒，长期滥用具有精神依赖性强、神经毒性大、脑的结构和功能受损等危害，详见图 8-1。又被称为冰毒，是一种合成毒品。据《2021 年世界毒品报告》，以甲基苯丙胺为代表的合成毒品滥用已超过了吗啡、海洛因、氯胺酮等传统毒品，且复吸率高成为世界范围内滥用最多的毒品类型之一。甲基苯丙胺滥用戒断和治疗常用蛋白靶向药物、抗精神病药物、运动疗法和物理疗法等。

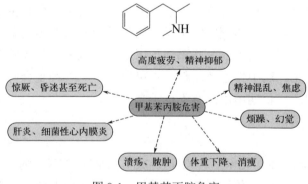

图 8-1 甲基苯丙胺危害

五、肾上腺素

肾上腺素（epinephrine）又称副肾碱、副肾素，化学名称为(R)-4-[2-(甲氨基)-1-羟基乙基]-1，2-苯二酚，为白色或类白色结晶性粉末。

肾上腺素是由人体内的肾上腺髓质分泌的一种激素。当人体经历某些刺激时，如兴奋、恐惧，就可以分泌这种激素，使心跳与呼吸加速、血流量加大、血糖升高、精神变得敏感而紧张，从而让身体增强力量、提高反应速度。

临床上肾上腺素主要用于治疗心搏骤停、支气管哮喘、过敏性休克，也可治疗荨麻疹、花粉症及鼻黏膜或齿龈出血。

六、麻黄碱与伪麻黄碱

麻黄碱（ephedrine）、伪麻黄碱（pseudoephedrine）均是从中药麻黄中提取得到的有效成分，属于生物碱，两者结构高度相似，但理化性质不同，属于同分异构体。

麻黄碱为拟肾上腺素药，能兴奋交感神经，松弛支气管平滑肌、收缩血管，有显著的中枢兴奋作用。临床上用于消除鼻黏膜充血引起的鼻塞，改善黏膜肿胀，预防支气管哮喘发作并治疗轻症支气管哮喘。

伪麻黄碱是一种兴奋剂，但它更主要被用作鼻黏膜减充血剂。它能减缓组织充血、水肿、由感冒或过敏引起的鼻塞等症状。伪麻黄碱是一些复方感冒药的成分之一，能够缓解感冒时带来鼻塞、流鼻涕和打喷嚏。

拓展阅读：麻黄

第五节　胺类性质

一、物理性质

常温常压下，一些简单的脂肪胺为气体，如甲胺和二甲胺等，其余的胺一般为液体或固体。低级胺大多数有特殊臭味和毒性，最典型的如腐胺和尸胺，高级胺一般没有气味，芳香胺的毒性往往较大。低级胺在水中能溶解，其他胺难溶于水，易溶于苯等有机溶剂。常见胺的物理常数见表 8-2。

表 8-2　常见胺的物理常数

名称	熔点/℃	沸点/℃	相对密度
甲胺	−93.5	−6.3	0.78
乙胺	−81.2	16.6	0.81
正丙胺	−83.1	48.7	0.72
乙二胺	8.5	117.2	0.90
苯胺	−6.2	184.4	1.02
苯甲胺	10.0	185.0	0.98

二、化学性质

胺类化合的化学反应也主要发生在 N 原子以及 N 原子上所连的 H 原子，主要为胺的碱性、酰基化和重氮化反应等。

1. 碱性

胺可以接受 H 质子，呈弱碱性。一些含 N 的药物，为提高其水溶性，可以用盐酸盐的形式，如治疗 2 型糖尿病的盐酸二甲双胍，局部麻醉药盐酸普鲁卡因等。

$$CH_3CH_2NH_2 + HCl \longrightarrow CH_3CH_2NH_3^+Cl^-$$

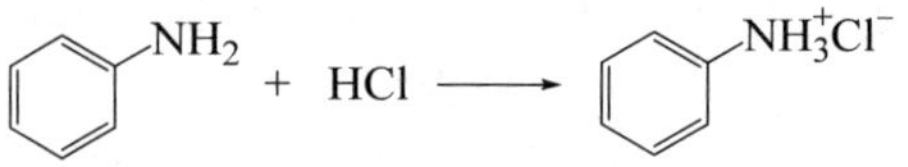

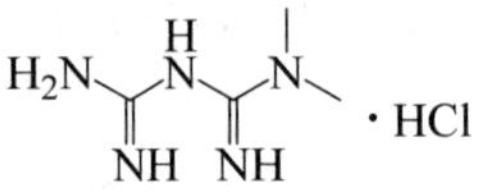

盐酸二甲双胍 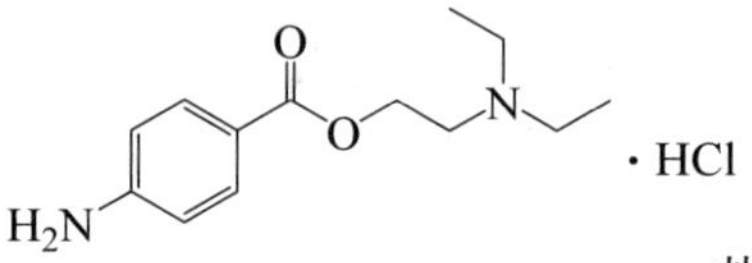　　　　　　　盐酸普鲁卡因

拓展阅读：胺的碱性

2. 酰基化反应

伯胺、仲胺和酰氯等反应，N 上的 H 原子被酰基取代生成了酰胺的反应称为酰基化反应，也是取代反应的一种。生成的酰胺，又可以水解成胺，在药物合成中，该反应可以用来保护氨基。

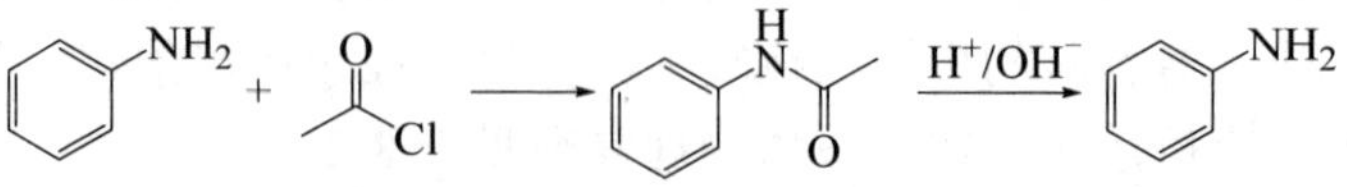

3. 重氮化反应

胺和亚硝酸钠在酸性条件下,可以反应生成重氮盐,但重氮盐的稳定性较差,很容易分解。

$$RNH_2 \xrightarrow[HCl]{NaNO_2} R\overset{+}{N}\equiv NCl^-$$

$$C_6H_5NH_2 \xrightarrow[HCl]{NaNO_2} C_6H_5\overset{+}{N}\equiv NCl^-$$

知识小结

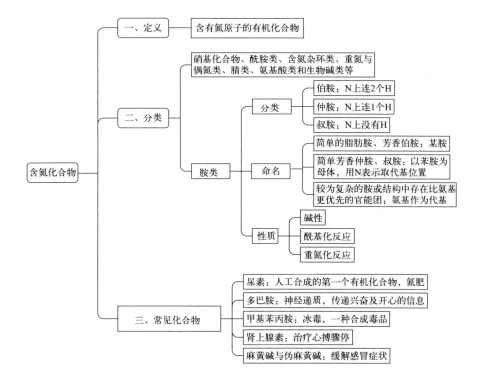

课后检测

一、选择题

1. 吗啡在结构上属于下列哪一类含氮化合物（　　　）？
A. 胺类　　　　　　B. 生物碱　　　　　　C. 酰胺类　　　　　　D. 氨基酸类

2. 伯胺的 N 原子上所连 H 原子的个数为（　　）？
A. 4　　　　　　　B. 3　　　　　　　C. 2　　　　　　　D. 1

3. 下列哪个常为复方感冒药的成分，缓解感冒时鼻塞等症状（　　）？
A. 伪麻黄碱　　　B. 氯胺酮　　　C. 多巴胺　　　D. 肾上腺素

4. 能够控制人的情绪，使人感到快乐的是（　　）？
A. 伪麻黄碱　　　B. 氯胺酮　　　C. 肾上腺素　　　D. 多巴胺

5. 胺可以接受 H 质子，呈现出（　　）？
A. 酸性　　　　　B. 碱性　　　　C. 中性　　　　D. 两性

二、填空题

1. 仲胺的 N 原子上所连 H 原子的个数为_____。
2. 人工合成的第一个有机化合物是_____，其结构式为_____。
3. 肾上腺素在临床上的用途有_____。
4. 氨基的酰基化反应在药物合成中可以用来_____。

三、命名或写出结构

1. 1,4-丁二胺（腐胺）

2. [结构式：对氨基苯甲酸乙酯]

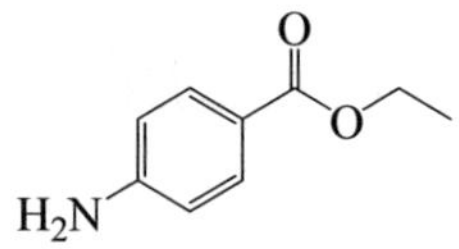

3. 2,4-二氨基苯酚

4. [结构式：邻位 NH₂ 和 NHCH₃ 取代的苯]

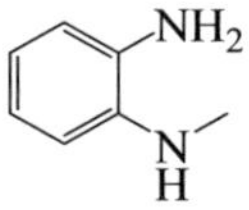

四、分析题

含氮化合物在日常生活和药物中都发挥着重要的作用，请结合所学所知，谈谈你所接触或了解的含氮类化合物的结构和作用。

第九章 杂环化合物

学习目标		
知识点	技能点	思政点
① 了解杂环化合物的分类 ② 熟悉常见的杂环化合物结构 ③ 掌握杂环化合物的命名	① 能够命名简单的杂环化合物 ② 能够初步运用杂环化合物的知识分析和解决生活中、药物中的案例	① 培养勤于学习、善于思考和追求真理的品德 ② 培养求真务实、遵纪守法、开拓创新的职业素养 ③ 加深对党和国家的自豪感，文化自信；激发投身于民族复兴工作中的热情

课堂导入：
脱氧核糖核酸（DNA）和核糖核酸（RNA）是机体的两大遗传物质，其中 DNA 由脱氧核糖、磷酸和碱基组成，RNA 由核糖、磷酸和碱基组成。请问，组成 DNA 和 RNA 的碱基都有哪些，两者的碱基有什么异同点？

杂环化合物是由碳原子和其他元素的原子共同组成环状骨架结构的一类有机化合物，环中的原子除了碳原子外，其他元素的原子都称为杂原子，最常见的杂原子有 N、O、S 等。杂环化合物在自然界的分布非常广泛，种类繁多，数量庞大，多具有一定药理活性。如嘌呤类化合物，是含 N 原子的杂环，是尿酸的主要成分，过高的话会引起痛风，嘌呤也是组成遗传物质 DNA 和 RNA 的碱基。临床上常用的很多药物，尤其是大多数的维生素也含有杂环的结构。

第一节 分类

杂环化合物数量繁多，为便于研究，可以根据其环的数量等特征进行分类。根据环的数量杂环化合物可以分类单杂环和稠杂环；单杂环又可以根据成环的原子数量分为五元杂环、六元杂环；稠杂环中若含有苯环，则为苯稠杂环，若都是杂环，则为杂稠杂环。杂环化合物的分类见图 9-1。

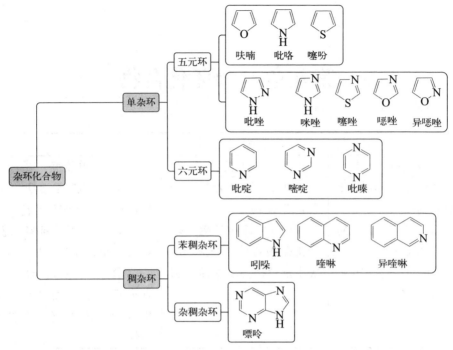

图 9-1 杂环化合物的分类

第二节 命名

一、母环的命名

杂环母环的命名一般采用音译法，根据杂环英文名称的读音，选择同音汉字，再加上"口"字旁以表示杂环化合物。

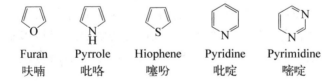

| Furan | Pyrrole | Hiophene | Pyridine | Pyrimidine |
| 呋喃 | 吡咯 | 噻吩 | 吡啶 | 嘧啶 |

二、母环的编号

1. 含 1 个杂原子

含 1 个杂原子的杂环化合物，以杂原子为 1 号，对杂环进行编号。可用阿拉伯数字 1、2、3 等，也可以用希腊字母 α、β、γ 等。

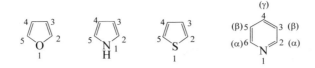

2. 含 2 个相同杂原子

含 2 个相同杂原子的杂环化合物，应尽可能使杂原子的编号之和最小，如其中 1 个杂原子上连有 H 原子，则以此杂原子为 1 号。

3. 含 2 个不相同杂原子

含 2 个不相同杂原子的杂环化合物，按照 O、S、NH、N 的先后顺序，进行编号。

4. 特定编号

一些稠杂环母环有特定的编号，如吲哚和喹啉从 N 原子开始编号，且两个环共用的 C 原子不编号，异喹啉从 N 原子和共用 C 原子之间的 C 原子开始编号。嘌呤从 6 元环的 N 原子开始编号，且共用的 C 原子也需编号。

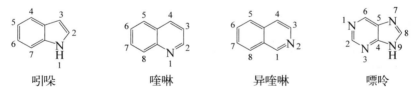

吲哚　　　　喹啉　　　　异喹啉　　　　嘌呤

三、取代杂环的命名

1. 以杂环为母体

当杂环上连有简单取代基时，则可以选择以杂环为母体，将取代基的位次、数目和名称写在杂环名称前。

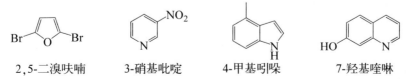

2,5-二溴呋喃　　3-硝基吡啶　　4-甲基吲哚　　7-羟基喹啉

2. 杂环为取代基

当杂环上连有—CHO、—COOH、—SO$_3$H 等官能团时，则把杂环作为取代基。

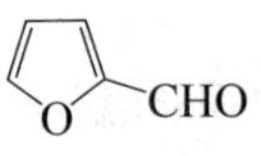

2-呋喃甲醛 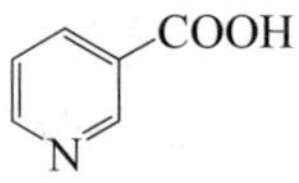　　　3-吡啶甲酸 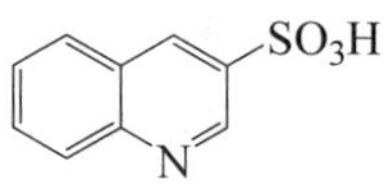　　　3-喹啉磺酸

随堂练习：命名或写出结构。

1. 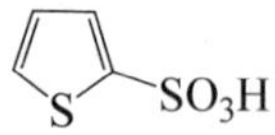 （噻吩-2-SO$_3$H 结构）　　　2. 5-氨基-2,4-二羟基嘧啶

第三节　常见的杂环化合物

一、呋喃

呋喃（oxole）是最简单的含氧五元杂环化合物，无色液体，极度易燃、易挥发，具有类似氯仿的气味，难溶于水，易溶于有机溶剂。呋喃具有毒性且致癌，有麻醉和弱刺激作用，吸入后可引起头痛、头晕、恶心、呕吐、血压下降、呼吸衰竭等。呋喃常作为合成其他复杂有机物的起始原料，也是药物分子的骨架结构之一，如抗菌药呋喃唑酮、呋喃妥因等。利尿药呋塞米，又称速尿，也含有呋喃结构。

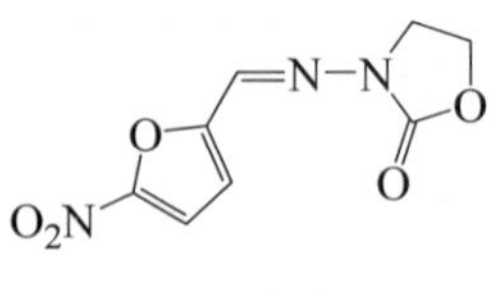

呋喃唑酮 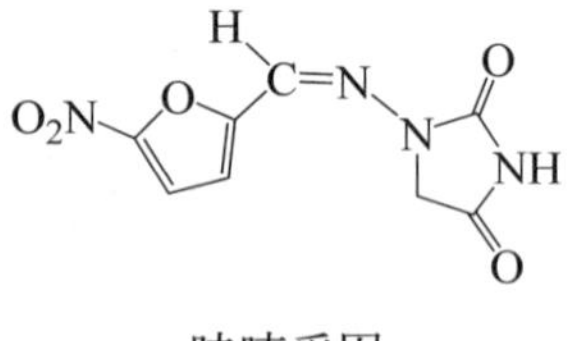　　　呋喃妥因 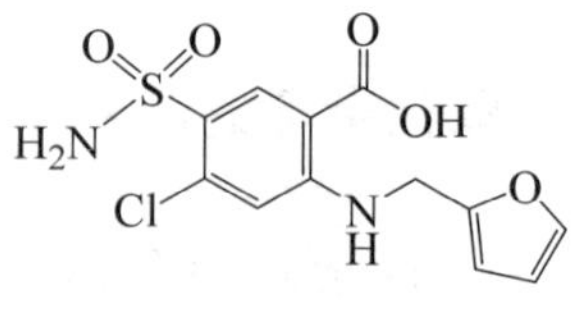　　　呋塞米

当呋喃的 2 位上连有—CHO 时，则称呋喃甲醛（furfural），因可以从稻糠、玉米芯、高粱秆等农副产品中所含的多糖制得，故又称糠醛。糠醛为杏仁味的无色油状液体，也是一种很重要的有机合成原料，可作为食品用合成香料，具有醛的一些性质，可以发生银镜反应。呋喃中的双键如果都饱和后，就成为四氢呋喃（tetrahydrofuran），英文缩写 THF，是一种无色、低黏度的液体，具有类似乙醚的

气味，是良好的有机溶剂。

2-呋喃甲醛（糠醛）　　　　四氢呋喃

二、吡啶

吡啶（pyridine）是含有一个氮原子的六元杂环化合物，为无色或微黄色液体，有恶臭，易燃，易溶于水，也易溶于乙醇等多种有机溶剂，其本身也是良好的有机溶剂。吡啶及其同系物存在于骨焦油、煤焦油、煤气、页岩油、石油中。

吡啶有强烈刺激性，能麻醉中枢神经系统，对眼及上呼吸道有刺激作用。高浓度吸入后，轻者有欣快或窒息感，继之出现抑郁、肌无力、呕吐，重者意识丧失等，误服可致死。长期接触吡啶对男性生育能力有一定的影响。

吡啶是重要的原料，在工业、农业和医药行业上应用广泛。吡啶的衍生物中，有些是重要的药物，如 3-吡啶甲酸（烟酸）和 3-吡啶甲酰胺（烟酰胺）是维生素 B_3 的两种形式，属于水溶性的维生素，临床上可用于冠心病、病毒性心肌炎、风湿性心脏病的治疗，急性维生素 B_3 缺乏会导致糙皮病。

3-吡啶甲酸（烟酸）　　　　3-吡啶甲酰胺（烟酰胺）

当—COOH 在吡啶的 4 号位上，该化合物称为异烟酸，其衍生物异烟肼和帕司烟肼都是抗结核药物，后者的药效果比前者强 5 倍左右，两者都为吡啶的衍生物。

4-吡啶甲酰肼（异烟肼）　　　　4-吡啶甲酰肼对氨基水杨酸盐（帕司烟肼）

另外，吡啶作为苯环的电子等排体，在早期药物设计中被频繁使用，因其具有良好的稳定性，而且通过吡啶替代苯环结构，往往能够使药物分子获得更加出色的生物活性，是新药研发阶段对化合物结构优化的主要设计策略之一。

在农药分子设计中，合理引入吡啶基团，可以在一定程度上提高化合物活性、降低环境影响与哺乳动物毒性,开发出符合现代农业需求的绿色农药。如广谱性烟碱类杀虫剂吡虫啉和啶虫脒,具有高效、速效、低度、内吸性强、残效期长、残留量低等优点。广谱、高效、低毒、低残留磺酰脲类除草剂烟嘧磺隆,广泛用于玉米田地除杂草。

吡虫啉　　　　啶虫脒　　　　烟嘧磺隆

三、嘧啶

嘧啶(pyrimidine)是含有 2 个氮原子的六元杂环化合物,无色油状液体,能溶于水、乙醇和乙醚等溶剂,嘧啶的衍生物在自然界广泛存在,大多具有极为重要的生理活性。如在 DNA 和 RNA 的组成碱基中,有三种是嘧啶的衍生物,分别为胞嘧啶(cytosine,C)、胸腺嘧啶(thymine,T)和尿嘧啶(uracil,U)。其中胞嘧啶在 DNA 和 RNA 中均有,胸腺嘧啶只存在于 DNA 中,尿嘧啶只存在于 RNA 中,详见表 9-1。

表 9-1　嘧啶衍生物类碱基

碱基	英文缩写	结构式	化学名称	存在遗传物质
胞嘧啶	C		2-羟基-4-氨基嘧啶 2-羰基-4-氨基嘧啶	DNA、RNA
胸腺嘧啶	T		2,4-二羟基-5-甲基嘧啶 2,4-二羰基-5-甲基嘧啶	DNA
尿嘧啶	U		2,4-二羟基-嘧啶 2,4-二羰基-嘧啶	RNA

当尿嘧啶的 5 位上被 F 原子取代后,就生成了 5-氟尿嘧啶,自 1957 年被发现以来,因其抗瘤谱广等特点,已然成为一个良好的抗肿瘤药物,被广泛应用于胃肠、头、颈、胸和卵巢等部位恶性肿瘤的基础性药物治疗。但 5-氟尿嘧啶也存在着骨髓毒性、耐药性等不良反应。另如抗菌药磺胺嘧啶,对许多革兰氏阳性和

阴性菌均具抗菌作用，临床可用于脑膜炎球菌所致脑膜炎的预防及治疗，也可用于上呼吸道感染、中耳炎、痛、疖及产褥感染等疾病的治疗。

5-氟尿嘧啶　　　　　　　　磺胺嘧啶

四、吲哚

吲哚（indole）是一种芳香杂环化合物，由苯环和吡咯环组成，故又称苯并吡咯。吲哚为无色或浅黄色的片状结晶，能溶于热水，能溶于热醇、乙醚和苯等有机溶剂。低浓度的吲哚具有清香，随着浓度的增加，气味也逐渐加重，高浓度的吲哚具有粪便的臭味。

吲哚及其衍生物分布广泛，且发挥着非常重要的作用。吲哚主要用作香料、染料、氨基酸、农药的原料，其本身也是一种食用的香料。在柑橘、栀子、荷花中都含有微量的吲哚，其中又以茉莉花最为重要，另外在香水、香烟和一些食品中也含有吲哚。

色氨酸，化学名称为 2-氨基-3(β-吲哚)丙酸，是吲哚的衍生物，是一种必需氨基酸，具有免疫、代谢、神经调节等重要功能，其在代谢过程中会产生一系列的活性物质。如 5-羟色胺（5-HT），是一种吲哚衍生物，最早在血清中发现，又名血清素，广泛存在于哺乳动物组织中，特别在大脑皮层质及神经突触内含量很高，是一种抑制性神经递质，可以控制情绪、缓解焦虑、调节睡眠体温、增进食欲等。

3-甲基吲哚，又称臭粪素，存在于动物的粪便以及煤焦油中，在人体内是色氨酸的代谢产物，将其稀释后具有香味，是配制茉莉花型的重要原料。吲哚-3-乙酸是一种天然的植物生长素，具有调节茎的生长速率、抑制侧芽、促进生根等作用，被广泛应用于现代农业生产中。研究发现，许多吲哚类化合物都具有抗菌、抗炎、抗组胺、抗氧化、抗糖尿病、抗病毒和抗癌等药理作用，如抗癌药物靛玉红、解热镇痛药吲哚美辛等，分子中都含有吲哚的结构。

色氨酸　　　　5-羟色胺　　　　3-甲基吲哚　　　　吲哚-3-乙酸

五、嘌呤

嘌呤（purine）由嘧啶环和咪唑环组成，为无色结晶，易溶于水，嘌呤分子存在以下 2 种互变异构体，当 9 号位的 N 原子上连有 H 原子时，则为 9H-嘌呤，当 7 号位的 N 原子上连有 H 原子时，则为 7H-嘌呤。

9H-嘌呤　　　7H-嘌呤

人体内也存在嘌呤，主要以嘌呤核苷酸的形式存在，在能量供应、代谢调节及组成辅酶等方面起着十分重要的作用。腺嘌呤（adenine, A）和鸟嘌呤（guanine, G）是遗传物质 DNA 和 RNA 的两个组成碱基。

嘌呤可分为内源性嘌呤（约占 80%），主要来自核酸的氧化分解；外源性嘌呤（约占 20%），主要来自食物的摄取。嘌呤经过一系列代谢变化，最终形成的产物 2,6,8-三氧嘌呤，又称尿酸。正常情况下，体内尿酸在血液中维持一定的浓度，当血尿酸浓度过高时，尿酸即以钠盐的形式沉积在关节、软组织、软骨和肾脏中，引起组织的异物炎症反应，引发痛风，因此在饮食上应注意避免长期摄入嘌呤含量高的食物。

腺嘌呤　　　鸟嘌呤　　　尿酸

黄嘌呤是一种广泛分布于人体及其他生物体的器官及体液内的一种嘌呤碱，常用作温和的兴奋药和支气管扩张药，特别用于治疗哮喘症状。将黄嘌呤结构中 2 个 N 原子上的 H 用甲基取代后，则得到了茶碱和可可碱。两者作用相似，具有强心、利尿、扩张冠状动脉、松弛支气管平滑肌和兴奋中枢神经系统等功效。若将黄嘌呤结构中 3 个 N 原子上的 H 用甲基取代后，则得到了咖啡因。咖啡因是一种中枢兴奋药，适度地使用有祛除疲劳、兴奋神经的作用。但是大剂量或长期使用也会对人体造成损害，特别是它也有成瘾性。

黄嘌呤　　　茶碱　　　可可碱　　　咖啡因

第四节 杂环化合物的性质

杂环化合物种类繁多，性质不一，本章节以最常见的杂环化合物来分析其化学性质。

一、取代反应

吡咯、呋喃和噻吩等五元杂环化合物，吡啶等六元杂环化合物中的 H 原子可以被卤素（—X），硝基（—NO_2）等取代，从而在其杂环上发生取代反应，取代反应的活性顺序为：吡咯 > 呋喃 > 噻吩 > 苯 > 吡啶。且吡咯、呋喃和噻吩容易取代在 α 位，吡啶容易取代在 β 位。

二、还原反应

吡咯、呋喃、噻吩和吡啶均可以进行催化加氢反应，如呋喃还原后得到四氢呋喃，吡啶还原后得到六氢吡啶。杂环化合物还原后的产物，破坏了其原先的共轭体系，使其失去了芳香性，导致性质上和脂肪族化合物更接近。

三、氧化反应

当吡啶环上有烃基取代时，可以发生和苯环侧链类似的氧化反应。

知识小结

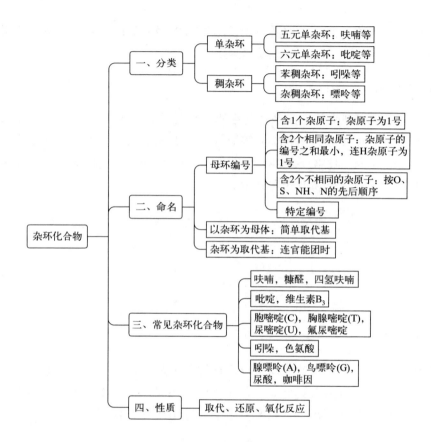

课后检测

一、选择题

1. 以下不是五元杂环化合物的是（　　）?
   A. 吡啶　　　　B. 吡咯　　　　C. 呋喃　　　　D. 噻吩

2. 以下不是稠杂环化合物的是（　　）?
   A. 吲哚　　　　B. 喹啉　　　　C. 嘌呤　　　　D. 嘧啶

3. THF 是下列哪个化合物的英文缩写（　　）?
   A. 呋喃　　　　B. 四氢呋喃　　C. 吡啶　　　　D. 六氢吡啶

4. 下列化合物可以作为食用香料的是（　　）?
   A. 喹啉　　　　B. 异喹啉　　　C. 吲哚　　　　D. 嘌呤

5. 5-羟色胺又称（　　）?
A. 血清素　　　　B. 臭粪素　　　　C. 生长素　　　　D. 色氨酸

二、填空题

1. 糠醛的结构式为_____。

2. 烟酸和烟酰胺是维生素_____的两种形式。

3. 仅 DNA 中含有，而 RNA 中没有的碱基是_____。

4. 长期摄入嘌呤含量高的食物，会导致体内_____含量偏高，可能诱发痛风症状。

5. 腺嘌呤和鸟嘌呤的英文缩写分别为_____和_____。

三、命名或写出结构

1. 5-吲哚甲酸乙酯　　2. [结构式：6-甲基吡啶-3-甲酸]　　3. 2-甲基-8-羟基嘌呤

四、分析题

杂环化合物在日常生活和药物中都发挥着重要的作用，请结合所学所知，谈谈你所接触或了解的杂环化合物的结构和作用。

第十章　糖类与脂类

学习目标		
知识点	技能点	思政点
① 了解糖类、脂类的分类 ② 熟悉常见糖类、脂类化合物的性质及作用 ③ 掌握糖类脂类的经典化学反应；掌握葡萄糖的性质	能够初步运用糖类、脂类的知识分析和解决生活中、药物中的案例	① 培养勤于学习、善于思考和追求真理的品德 ② 培养求真务实、遵纪守法、开拓创新的职业素养 ③ 加深对党和国家的自豪感，文化自信；激发投身于民族复兴工作中的热情

> **课堂导入：**
> 糖尿病（diabetes）是由遗传等各种因素造成的代谢紊乱综合征，临床上以高血糖为主要特点，可出现多尿、多饮、多食、消瘦等表现，即"三多一少"症状，还可引发肾、眼、足等部位的并发症，且无法治愈。请问，血糖的主要成分是什么？血糖值异常会对人体产生什么影响？

食物是人体赖以生存的物质基础，人体每天从食物中获取的营养物质种类很多，其中糖类、脂类和蛋白质在体内代谢，产生能量，维持机体正常生理功能，因此被称为三大营养物质。如糖类是机体能量的主要来源，人体需要的能量有70%是糖提供的，细胞膜中也有糖的成分。脂类为人体贮存和提供能量，其释放出的能量是糖类和蛋白质的2倍。

第一节　糖类

糖类是多羟基醛或多羟基酮及其缩聚物和某些衍生物的总称，一般由C、H

与 O 三种元素所组成。糖类又称碳水化合物，因最初发现的这一类化合物的分子式都符合 $C_n(H_2O)_m$ 的通式，根据通式糖类是由碳和水按一定的比例组成的。但后来发现这一类化合物中的 H 原子和 O 原子并不是以 H_2O 分子的形式存在，而且许多糖类并不符合其上述分子式，如鼠李糖（$C_6H_{12}O_5$）。而有些物质虽符合上述通式但不是糖类，如甲醛（CH_2O）等。

糖类在自然界中分布十分广泛，在植物的根、茎、叶、花和果实等各部位中均含有糖类化合物，且常占植物干重的80%以上。糖类化合物是维持生命活动的主要能量来源，大多数具有独特的生物活性，特别是多糖类化合物，是许多中药的重要有效成分，如人参多糖具有免疫调节、抗肿瘤及降血糖等生物活性，柴胡多糖具有增强免疫功能等。

一、糖的分类

糖类化合物根据是否能够水解以及水解后生成单糖的数量，可以分为单糖、低聚糖和多糖。

1. 单糖

单糖是不能再被水解的糖类，是构成低聚糖和多糖的基本单元。自然界中已发现的天然单糖有200余种，从3个碳原子到8个碳原子的都有，其中以5个碳原子的戊糖和6个碳原子的己糖最为常见。最常见的是葡萄糖，属于己醛糖；果糖，属于己酮糖，是最甜的糖，主要存在于蜂蜜和水果中。

葡萄糖直链结构（己醛糖）　　　果糖直链结构（己酮糖）

直链单糖的醛基或者酮基会与另外一个碳原子作用形成半缩醛或半缩酮，得到一个带有氧桥连接碳原子的杂环，因此除直链结构外，还存在环状结构。

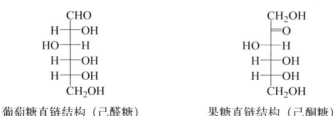

葡萄糖环状结构

2. 低聚糖

低聚糖又称寡糖，其水解产物为 2~10 个单糖分子，如常见的蔗糖、麦芽糖和乳糖就是重要的二糖。蔗糖是由一分子葡萄糖和一分子果糖组成，在甜菜、甘蔗和水果中含量极高，甜味仅次于果糖，日常生活中的冰糖、白砂糖和赤砂糖（红糖或黑糖）都属于蔗糖。麦芽糖主要存在于发芽的谷粒，特别是麦芽中。乳糖是人类和哺乳动物乳汁中特有的碳水化合物，在婴幼儿生长发育过程中，乳糖不仅可以提供能量，还参与大脑的发育进程。

蔗糖结构式　　　　麦芽糖结构式　　　　乳糖结构式

3. 多糖

水解产物为 10 个以上单糖分子的糖类称为多糖，多糖分子量较大，一般由几百至几千个单糖分子组成。多糖基本没有单糖的性质，如没有甜味等。常见的多糖如淀粉、纤维素和糖原等。糖原是人机体内糖的储存形式之一，是由葡萄糖结合而成的支链多糖，主要存在于肝脏和骨骼肌中。当血液中葡萄糖摄入过量时，可以合成糖原储存起来，同时糖原也可以分解为葡萄糖，提供机体能量。

二、常见的糖类

1. 葡萄糖（glucose）

葡萄糖是自然界分布最广且最为重要的一种单糖，纯净的葡萄糖为无色晶体，有轻微的甜味，易溶于水，微溶于乙醇。天然的葡萄糖，均属 D 构型，在水溶液中主要以吡喃式构形含氧环存在。结构中含有 5 个—OH 和 1 个—CHO，同时具有多元醇和醛的性质，可以与托伦试剂和斐林试剂反应生成沉淀，该反应可以用于葡萄糖的鉴定，同时葡萄糖也可以发生酯化反应等。

葡萄糖是生命体的直接能量来源，植物的光合作用可以将 CO_2 和 H_2O 转化为葡萄糖，人体摄入的淀粉等也需水解为葡萄糖后，再进行代谢供能。机体通过呼吸作用，将葡萄糖氧化分解，产生 CO_2 和 H_2O，并释放出大量的能量，维持机体正常的生命活动，根据是否有氧气参与，呼吸作用可以分为有氧呼吸和无氧呼吸，两者的特点见表 10-1。

表 10-1 有氧呼吸和无氧呼吸特点

项目	有氧呼吸	无氧呼吸
概念	细胞在氧气充足条件下，通过酶的催化作用，把葡萄糖等有机物质分解成为彻底的氧化产物，同时释放出大量能量的过程	细胞在缺氧或无氧条件下，通过酶的催化作用，把葡萄糖等有机物质分解成为不彻底的氧化产物，同时释放出少量能量的过程
过程	分 3 步： （1）葡萄糖的初步分解（场所：细胞质基质） $C_6H_{12}O_6 \xrightarrow{酶} 2CH_3COCOOH$（丙酮酸）$+4[H]+2ATP$ （2）丙酮酸彻底分解（场所：线粒体） $2CH_3COCOOH \xrightarrow{酶} 6CO_2+20[H]+2ATP$ （3）[H]的氧化（场所：线粒体） $24[H]+6O_2 \xrightarrow{酶} 12H_2O+34ATP$	分 2 步： （1）葡萄糖的初步分解（场所：细胞质基质） $C_6H_{12}O_6 \xrightarrow{酶} 2CH_3COCOOH$（丙酮酸）$+4[H]+2ATP$ （2）丙酮酸不彻底分解（场所：细胞质基质） 高等植物、酵母菌： $2CH_3COCOOH \xrightarrow{酶} 2CH_3CH_2OH$（乙醇）$+2CO_2+$少量能量 动物、马铃薯、乳酸菌： $2CH_3COCOOH \xrightarrow{酶} 2CH_3CH(OH)COOH$（乳酸）$+$少量能量
是否耗氧	需要氧气	不需要氧气
主要场所	线粒体	细胞质基质
主要产物	CO_2、H_2O	乙醇（高等植物、酵母菌） 乳酸（动物、马铃薯、乳酸菌）
释放能量	大量	少量
有氧呼吸和无氧呼吸的第一个反应过程，即将葡萄糖分解为丙酮酸的过程完全一致			

葡萄糖作为营养药，发挥着重要作用，5%葡萄糖溶液是等渗溶液，常用于临床输液使用，可以调节水盐、电解质及酸碱平衡，补充能量和体液。

血液中的糖称为血糖，其中葡萄糖占绝大部分，因此一般来说血糖就是指血液中的葡萄糖。血糖在机体内主要有三个来源和三个代谢转化去路，见图10-1。

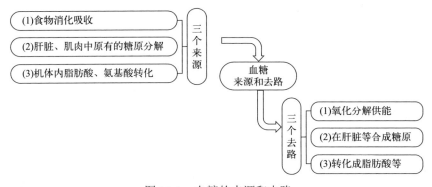

图 10-1 血糖的来源和去路

正常情况下，血糖浓度在一天之中是轻度波动的，一般来说餐前血糖低于餐后血糖。但这种波动是保持在一定范围内的，以确保维持体内各器官和组织的需要，如偏高或偏低会引发相应的症状。空腹血糖浓度值、相应症状及干预方法或药物，见表10-2。

表10-2 空腹血糖浓度值、相应症状及干预方法或药物

血糖值	症状	干预方法或药物
<2.8mmol/L（低血糖）	心悸、乏力、出汗、饥饿感、面色苍白、昏迷，直至危及生命	进食，服用糖水等；葡萄糖滴注
3.9～6.1mmol/L（正常）	正常	正常
>7.0mmol/L（高血糖）	高血糖≠糖尿病。尿多、极度口渴、恶心、呕吐、体重减轻、动脉粥样硬化等血管病变，诱发其他病变等	饮食干预，运动干预，药物干预（胰岛素、二甲双胍、格列美脲等）

拓展阅读：等渗溶液

2. 淀粉（amylum）

淀粉是由葡萄糖分子聚合而成的天然高分子化合物，来源遍布整个自然界，其广泛存在于高等植物的根、块茎、籽粒、髓、果实、叶子等。淀粉可以分为直链淀粉和支链淀粉两类，直链淀粉含几百个葡萄糖单元，可溶于水，占天然淀粉的10%～30%，遇碘呈蓝色。支链淀粉含几千个葡萄糖单元，不溶于水，占天然淀粉的70%～90%，遇碘呈紫红色。

直链淀粉结构式　　　　　　　　支链淀粉结构式

天然淀粉在60～80℃温度下，在水中发生溶胀、分裂，形成均匀的糊状溶液，这种作用被称为糊化作用，其本质是水分子进入淀粉颗粒中，结晶区和无定形区的淀粉分子间氢键断裂，破坏了淀粉分子间的缔合状态，分散在水中成为胶体溶液。

淀粉用途极其广泛，是食物的重要组成部分，进入人体后可以逐步水解成葡

萄糖，提供营养和能量。在医药上，淀粉常用作药物的辅料，可作为填充剂、崩解剂、稀释剂和黏合剂等。工业上用于制作糊精、麦芽糖、葡萄糖、酒精等，也用于调制印花浆、纺织品的上浆、纸张的上胶等。

2021 年我国科学家通过化学能源催化与生物酶催化相结合的方式，在国际上首次实现将 CO_2 合成淀粉，其合成速率是玉米淀粉合成速率的 8.5 倍。在充足能量供给的条件下，理论上 $1m^3$ 大小的生物反应器年产淀粉量相当于我国 5 亩土地玉米种植的平均年产量。

3. 纤维素（cellulose）

纤维素是由葡萄糖组成的大分子多糖，不溶于水和酒精、乙醚、丙酮等一般的有机溶剂，常温下较稳定。

纤维素结构式

纤维素含量极为丰富，是自然界中分布最广、含量最多，也是植物细胞壁的主要结构成分，食草动物可以将纤维素分解成葡萄糖，以获取能量。人体内不存在纤维素酶，无法水解消化，但对人体来说是一种很重要的膳食纤维，是人体七大营养素之一。食用高纤维的食物可以降低患肠癌、糖尿病的可能性，而且也不易出现便秘现象。

三、糖类的理化性质

1. 物理性质

单糖及分子量较小的低聚糖，一般为无色或白色晶体，易溶于水，尤其易溶于热水，在醇中也有一定的溶解度，且有一定的甜味。多糖往往不具备单糖的这些性质，一般为无色或白色的无定型粉末，难溶于冷水，在热水中形成胶体溶液，也没有甜味。

2. 化学性质

糖的化学反应是由其结构中的官能团决定的，糖同时具有多元醇、醛或酮的性质，有的可以与托伦试剂和斐林试剂反应生成沉淀，也可以发生酯化反应、还原反应等,反应式参照"醛酮"等章节内容,如葡萄糖被还原后生成了葡萄糖醇,被氧化后生成了葡萄糖酸。

(1) 莫立许(Molish)反应 糖在浓 H_2SO_4 或浓 HCl 的作用下脱水形成糠醛及其衍生物,再与 α-萘酚作用形成紫红色复合物,该反应是鉴定糖类最常用的颜色反应。

(2) 成苷反应 糖的活泼半缩醛羟基可以和醇、酚等生成糖苷,其中醇、酚等非糖物质叫做苷元,如葡萄糖与甲醇生成的化合物就叫做甲基葡萄糖苷。糖和苷元之间的键叫做苷键,可以发生断裂,又重新水解为糖和苷元。

第二节 脂类

脂类大部分是由 C、H、O 三种元素组成的大分子有机物,是人体七大营养素之一,供给机体所需的能量、脂肪酸,是人体细胞组织的组成成分,能够促进脂溶性维生素的吸收,还具有隔热保温和保护脏器的作用等。

一、脂的分类

脂是脂肪和类脂的总称,其中脂肪占绝大多数,高达 95%,脂肪具有储能、供能、维持体温、保护脏器等作用。脂肪中,常温下呈固态的称为脂,以动物脂较常见;呈液态的称为油,以植物油较常见。脂肪随饮食摄入量和活动消耗量的不同,变化较大,又称为可变脂或动脂。

类脂所占比例较低,约占 5%,是组成细胞膜、大脑和外周神经组织的重要成分,可以分为磷脂(含磷酸)、糖脂(含糖基)和固醇类等。类脂在体内的含量一般不随人体的营养状况而改变,又称为固定脂。

二、脂肪酸

脂肪也称甘油三酯，是由甘油的三个—OH 和三分子的高级脂肪酸形成的酯，结构通式如下所示，结构中虚线框内的是甘油部分，其余的是脂肪酸部分。若脂肪酸中 R_1、R_2 和 R_3 相同，则为单甘油酯，若不同则为混甘油酯。

$$\begin{array}{l} CH_2-O-\overset{O}{\underset{\parallel}{C}}-R_1 \\ CH-O-\overset{O}{\underset{\parallel}{C}}-R_2 \\ CH_2-O-\overset{O}{\underset{\parallel}{C}}-R_3 \end{array}$$

甘油三酯结构通式

脂肪酸是长碳链的高级一元羧酸，大多数含偶数个碳原子，以 16～18 个最为常见，根据碳链是否饱和，可以将脂肪酸分为饱和脂肪酸、不饱和脂肪酸，见表 10-3。

表 10-3 脂肪酸的分类

类型	定义	常见化合物
饱和脂肪酸	不存在双键	软脂酸（十六酸）$C_{15}H_{31}COOH$ 硬脂酸（十八酸）$C_{17}H_{35}COOH$ 花生酸（二十酸）$C_{19}H_{39}COOH$
不饱和脂肪酸	存在一个或多个双键	油酸（9-十八碳烯酸）$C_{17}H_{33}COOH$ 亚油酸（9,12-十八碳二烯酸）$C_{17}H_{31}COOH$ 亚麻酸（9,12,15-十八碳三烯酸）$C_{17}H_{29}COOH$ 花生四烯酸（5,8,11,14-二十碳四烯酸）$C_{19}H_{31}COOH$

饱和脂肪酸、单不饱和脂酸人体可以自身合成，但是一些多不饱和脂肪酸人体自身不能合成，且人体不可或缺，必须通过食物供给，这类称为必需脂肪酸，如亚油酸和亚麻酸。

天然的不饱和脂肪酸中双键大多为顺式，称为顺式脂肪酸。但不饱和脂肪酸在加氢或者高温等情况下，容易产生双键为反式结构的反式脂肪酸，这是反式脂肪酸的主要来源，如氢化棕榈油、人造黄油等。反式脂肪酸具有耐高温、不易变质、存放久等特点，但对人体危害程度较大，被称为"餐桌上的定时炸弹"，会大大增加心血管疾病的风险。

三、磷脂

磷脂是含磷酸的类脂化合物，在动植物组织中分布广泛，其中蛋黄、牛奶、动物体脑组织、大豆中含量较高。常与蛋白质、糖脂、胆固醇等分子共同构成磷脂双分子层，即细胞膜的结构，根据磷脂的主链结构不同，可分为甘油磷脂和鞘氨醇磷脂两大类。

甘油磷脂也称磷酸甘油酯，其结构通式如下所示，其中 G 为含氮碱分子。

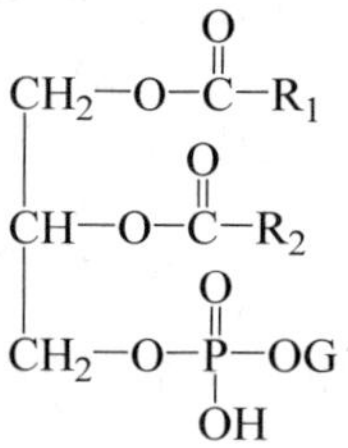

$$\begin{array}{l} CH_2-O-\overset{O}{\overset{\|}{C}}-R_1 \\ CH-O-\overset{O}{\overset{\|}{C}}-R_2 \\ CH_2-O-\overset{}{\underset{OH}{\overset{\|}{P}}}-O-G \end{array}$$

甘油磷脂可以分为卵磷脂和脑磷脂等，卵磷脂又名磷脂酰胆碱，可降低血清胆固醇含量，防止肝硬化并有助于肝功能的恢复，预防和治疗动脉硬化，促进大脑发育等作用。脑磷脂又名磷脂酰乙醇胺，是一种天然的活性剂，可以在人体内分解成其他物质，有效活化人体的神经细胞，提高大脑功能。

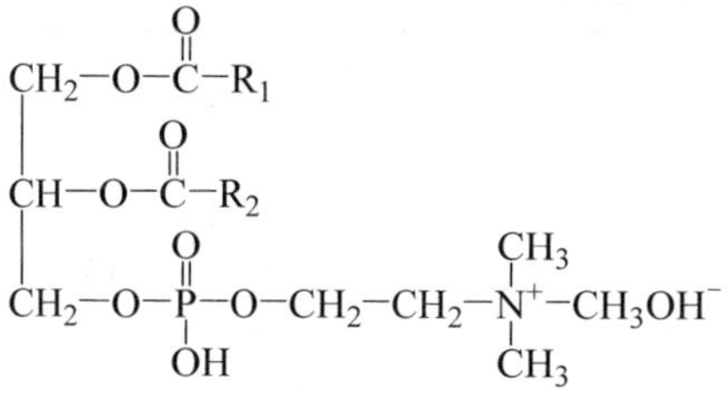

卵磷脂结构式

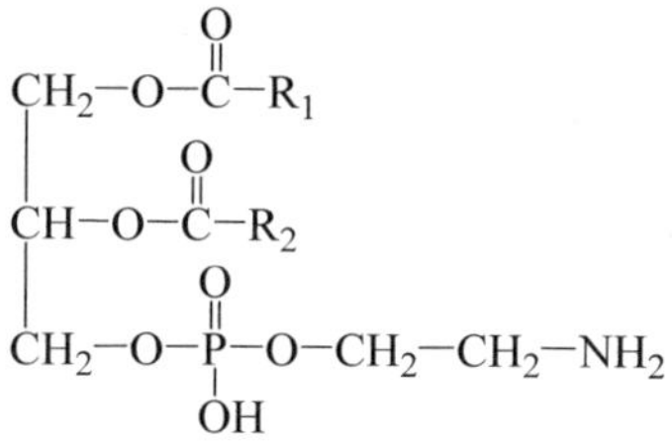

脑磷脂结构式

四、胆固醇

固醇类又称甾醇类，是含羟基的环戊烷多氢菲衍生物，在动植物界分布非常广泛。胆固醇是动物固醇中最重要的一类，胆固醇不溶于水，易溶于乙醚、氯仿等溶剂，在大脑及神经组织中最为丰富，参与形成细胞膜，是合成胆汁酸、维生素 D 以及甾体激素的原料。

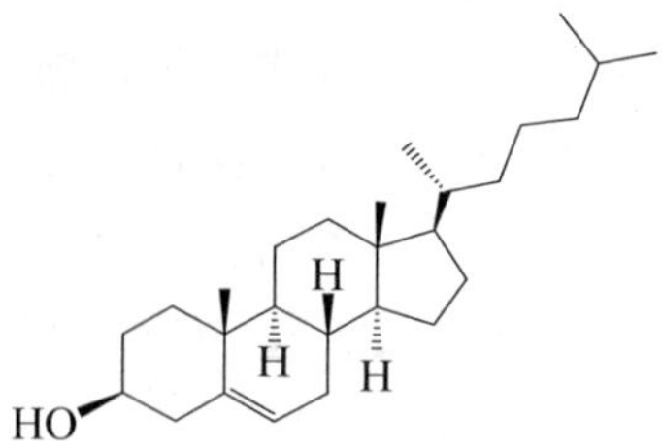

维生素D结构式

胆固醇还是临床生化检查的一个重要指标，在正常情况下，机体在肝脏中合成和从食物中摄取的胆固醇，将转化为甾体激素或成为细胞膜的组分，并使血液中胆固醇的浓度保持恒定。当肝脏发生严重病变时，胆固醇浓度会降低，而在黄疸性梗阻和肾病综合征患者体内，胆固醇浓度往往会升高，胆固醇还可以作为乳化剂等药用辅料。

五、理化性质

常温下，脂肪的密度一般小于水，且和水不互溶。随着碳链的增加，脂肪的熔点也相应增加，不饱和脂肪酸的熔点往往低于饱和脂肪酸。

1. 皂化反应

甘油三酯的酯键相对不稳定，可被水解，脂肪在 KOH 或 NaOH 条件下加热，可生成甘油和高级脂肪酸的钠或钾盐，而高级脂肪酸的钠或钾盐是肥皂的主要成分，故该反应又称为皂化反应。一般将水解 1g 甘油三酯所需 KOH 的毫克（mg）数称为皂化值。

$$\begin{array}{c} CH_2-O-\overset{O}{\underset{\|}{C}}-R \\ CH-O-\overset{O}{\underset{\|}{C}}-R \\ CH_2-O-\overset{O}{\underset{\|}{C}}-R \end{array} \xrightarrow[\triangle]{KOH/NaOH} \begin{array}{c} CH_2-OH \\ CH-OH \\ CH_2-OH \end{array} + RCOONa/RCOOK$$

2. 其他反应

脂肪长期暴露于潮湿闷热的空气中，受到空气的作用，游离脂肪酸被氧化、断裂生成醛、酮及低分子量脂肪酸，产生难闻的恶臭味，称为酸败。不饱和甘油三酯的双键可以与 H_2 发生加成反应，油脂被饱和，液态变为固态，可防止酸败，双键也可以与卤素等发生加成反应。

知识小结

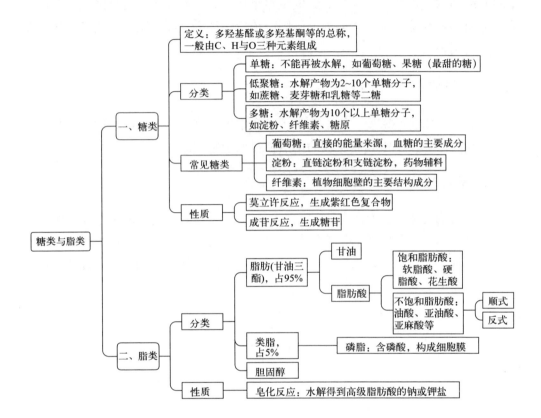

课后检测

一、选择题

1. 以下属于单糖的是（　　）。
   A. 葡萄糖　　　　　　　　B. 蔗糖
   C. 麦芽糖　　　　　　　　D. 淀粉

2. 以下属于二糖的是（　　）。
   A. 葡萄糖　　　　　　　　B. 麦芽糖
   C. 果糖　　　　　　　　　D. 淀粉

3. 以下属于多糖的是（　　）。
   A. 葡萄糖　　　　　　　　B. 蔗糖

C. 果糖   D. 淀粉

4. 以下不属于蔗糖的是（   ）。
   A. 冰糖   B. 白砂糖
   C. 乳糖   D. 红糖

5. 糖原是一种（   ）。
   A. 单糖   B. 二糖
   C. 三糖   D. 多糖

6. 下列哪个是植物细胞壁的主要结构成分（   ）。
   A. 葡萄糖   B. 淀粉
   C. 纤维素   D. 糖原

7. 脂肪酸中较常见的是含有（   ）个碳原子。
   A. 12～14   B. 14～16
   C. 16～18   D. 18～20

8. 下列不属于饱和脂肪酸的是（   ）。
   A. 软脂酸   B. 硬脂酸
   C. 花生酸   D. 亚油酸

9. 下列不属于不饱和脂肪酸的是（   ）。
   A. 软脂酸   B. 亚麻酸
   C. 油酸   D. 亚油酸

10. 以下属于必需脂肪酸的是（   ）。
    A. 软脂酸   B. 硬脂酸
    C. 油酸   D. 亚油酸

二、填空题

1. 自然界中最甜的糖是_____。
2. 水解产物为 10 个以上单糖分子的糖类称为_____。
3. 葡萄糖中含有的官能团有_____和_____。
4. 正常人空腹血糖浓度值范围为_____。
5. 淀粉可以分为支链淀粉和_____，其中可溶于水的是_____。
6. 莫立许（Molish）反应是指糖在浓 H_2SO_4 或浓 HCl 的作用下形成_____复合物。
7. 糖与非糖物质（苷元）反应生成的化合物称为_____。
8. 脂类中含量高达 95%左右的是_____，其余的为_____。
9. 花生四烯酸中含有_____个碳碳双键。

10. 肥皂的主要成分是_____。

三、分析题

1. 机体通过呼吸作用，将葡萄糖氧化分解，产生 CO_2 和 H_2O，并释放出大量的能量，维持机体正常的生命活动，根据是否有氧气参与，呼吸作用可以分为有氧呼吸和无氧呼吸，谈谈两者的异同点？

2. 糖类和脂类对人体来说极其重要，糖类是机体能量的主要来源，脂类为人体贮存和提供能量，请结合所学知识，谈谈你所接触和了解的糖类及脂类化合物。

实训　皂化反应

（一）实训目的

1. 掌握皂化反应的特点。
2. 能初步完成手工肥皂的制作。

（二）实训内容

甘油三酯的酯键相对不稳定，可被水解，脂肪在 KOH 或 NaOH 条件下加热，可生成甘油和高级脂肪酸的钠或钾盐，而高级脂肪酸的钠或钾盐是肥皂的主要成分，故该反应又称为皂化反应。

$$\begin{array}{c} CH_2-O-\overset{O}{\overset{\|}{C}}-R \\ CH-O-\overset{O}{\overset{\|}{C}}-R \\ CH_2-O-\overset{O}{\overset{\|}{C}}-R \end{array} \xrightarrow[\triangle]{KOH/NaOH} \begin{array}{c} CH_2-OH \\ CH-OH \\ CH_2-OH \end{array} + RCOONa/RCOOK$$

（三）实训仪器及试剂

1. 仪器

水浴锅、烧杯、电子天平、量筒、玻璃棒、纱布。

2. 试剂

NaOH 固体、甲醇、花生油、饱和 NaCl 溶液。

（四）实训步骤

1. 配制 NaOH 溶液。称取 8.3g 氢氧化钠固体，缓慢将其溶解于 20mL 水中，静置降温。

2. 将 50mL 甲醇溶液倒入上述氢氧化钠溶液中搅拌均匀,备用。

3. 称取 50g 花生油,缓慢加入氢氧化钠甲醇溶液中,不断用玻璃棒搅拌,直至瓶内油脂完全皂化为止(用玻璃棒蘸取反应液,滴入装有水的小烧杯中,无油滴浮在液面上),必要时可在 50～70℃的水浴锅中加热。

4. 将反应液倒入饱和 NaCl 溶液中,搅拌静置片刻,用纱布沥干,即可得到块状物体。

第十一章 同分异构

学习目标		
知识点	技能点	思政点
① 了解同分异构的定义和类型 ② 熟悉同分异构体之间的理化性质差异 ③ 掌握同分异构体的标记方法	能够初步分析药物结构中存在的同分异构现象以及药理作用的差异	① 培养勤于学习、善于思考和追求真理的品德 ② 培养求真务实、遵纪守法、开拓创新的职业素养 ③ 加深对党和国家的自豪感,文化自信;激发投身于民族复兴工作中的热情

课堂导入:
在 20 世纪 50 年代,欧洲市场上一种可以显著抑制孕妇妊娠反应(呕吐)的药物——反应停(沙利度胺)引起巨大的积极反响,很快便风靡全球。然而,到了 20 世纪 60 年代,欧洲畸形婴儿出生率明显上升,表现为四肢短小、腭裂等,被称为"海豹儿"。经调查,沙利度胺是导致这些不幸的罪魁祸首,因不同构型的沙利度胺疗效完全相反,但限于当时的研究,并未深入异构体的深度。

现阶段发现的有机化合物,其含有的元素种类不多,以 C、H、O、N、S、P 等为主,但是有机化合物的数量十分庞大,远超过无机化合物的数量,这主要是因为在有机化合物中存在着普遍的同分异构现象,该现象在药物的研发和作用上发挥着非常重要的作用。

第一节 定义和分类

化合物分子式相同,但结构式不同的现象称为同分异构现象。分子式相同,但结构式不同的化合物之间互称为同分异构体,简称异构体。

同分异构中，如果原子相互连接方式和次序不同，这一类称为构造异构；如果原子连接方式和次序都一样，但原子在空间的相对方向不同，这一类称为立体异构。构造异构和立体异构还可以进一步分为更细的类型，见图 11-1。

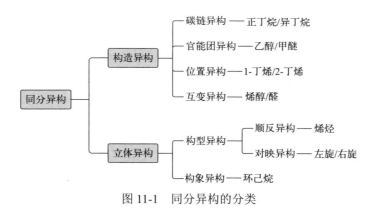

图 11-1　同分异构的分类

同分异构体在理化性质上有时存在一定区别，有的甚至很大，比如一些药物的不同构型，在药理活性和强度上都有一定差异，见表 11-1。

表 11-1　同分异构体的作用差异

差异类型	典型差异药物
异构体的药理活性相同，但强度不一样	（1）S-萘普生的镇痛作用比 R-萘普生强 40 倍 （2）R-(+)-烟碱的药理作用低于 S-(−)-烟碱
异构体中一个有药理活性，另一个则没有	（1）L-抗坏血酸具有抗坏血病、抗氧化作用；另一种异构体则没有 （2）左旋肉碱能促使脂肪转化为能量的类氨基酸，开发成减肥药；而右旋肉碱无此疗效 （3）左旋氯霉素具有抗菌作用，而右旋体则几乎无效
异构体的药理活性完全相反	（1）沙利度胺的 R 型具有镇静作用，而 S 型则具有致畸毒性 （2）顺式脂肪酸大多从食物中摄取，对人体有益；反式脂肪酸是植物油氢化加工的产物，对人体危害性较大，摄入过多可诱发冠心病等疾病

第二节　构造异构

一、碳链异构

碳链异构是指分子式相同，但碳骨架不同的异构现象。理论上只要含有 4 个及以上 C 原子的化合物就可能存在这一异构现象。对于 4 个 C 原子的丁烷，假如 4 个 C 原子都在一条直线上，即主链有 4 个碳原子，该化合物称为正丁烷；假如 3 个 C 原子在一条直线上，即主链有 3 个碳原子，2 号位有甲基取代基，该化合物称为异丁烷，也就是 2-甲基丙烷。正丁烷和异丁烷的分子式同为 C_4H_{10}，但碳骨架不一样，属于碳链异构，两者互为同分异构体，因此丁烷的同分异构体有 2 种。另外正丁烷和异丁烷的熔沸点相差非常大。

$$CH_3CH_2CH_2CH_3 \text{ 正丁烷} \qquad CH_3\underset{CH_3}{\overset{CH_3}{\text{CH}}}CH_3 \text{ 异丁烷（2-甲基丙烷）}$$

对于 5 个 C 原子的戊烷，当 5 个 C 原子作为主链，则为正戊烷；当 4 个碳原子作为主链，则为异戊烷，即 2-甲基丁烷；当 3 个碳原子作为主链，则为新戊烷，即 2,2-二甲基丙烷。因此戊烷的同分异构体有 3 种。

$$CH_3CH_2CH_2CH_2CH_3 \qquad CH_3\underset{CH_3}{\text{CHCH}_2CH_3} \qquad CH_3\underset{CH_3}{\overset{CH_3}{\text{C}}}CH_3$$

正戊烷　　　　　　　异戊烷（2-甲基丁烷）　　　　新戊烷（2,2-二甲基丙烷）

对于 C 原子数更多的化合物，其同分异构体的数量一般就更多，在书写时可以先按主链的 C 原子数从高到低书写，对于相同 C 原子的主链，可以按照取代基数量从少到多，取代基位置从左到右的顺序书写，再排除结构一样的异构体即可。

> 随堂练习：请判断己烷的同分异构体有几种，并书写出每种的结构式。

二、官能团异构

官能团异构是指分子式相同，但是结构中官能团不同的异构现象。如乙醇和甲醚的分子式同为 C_2H_6O，但乙醇的官能团为—OH，而甲醚的官能团为—O—。再者如邻甲基苯酚和苯甲醇，两者的分子式同为 C_7H_8O，但前者为酚，后者为醇。含 4 个及以上 C 原子的化合物，也可能既存在碳链异构，又存在官能团异构。

邻甲基苯酚　　　　　　　　　苯甲醇（苄醇）

> 随堂练习：请写出分子式为 $C_4H_{10}O$ 的化合物及其存在的同分异构体。

三、位置异构

位置异构是指分子式相同，但官能团的位置或者取代基在碳骨架上的位置不同的异构现象。比如正丙醇和异丙醇，两者分子式都为 C_3H_8O，但前者的—OH

在 1 号位上，后者的—OH 在 2 号位上。

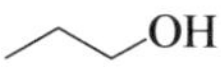

$\diagup\!\diagdown\!\diagup$OH 正丙醇　　　　OH $\diagup\!\diagdown$ 异丙醇

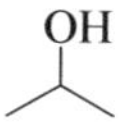

苯环上的二取代有邻、间、对三种位置，分子式相同的情况下都是同分异构体。

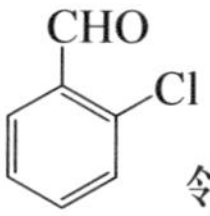

邻氯苯甲醛 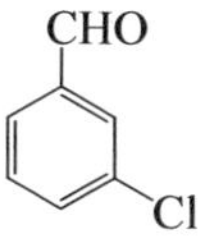　　　　间氯苯甲醛 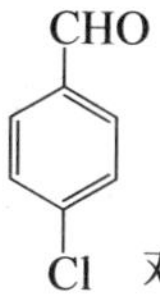　　　　对氯苯甲醛

随堂练习：请写出分子式为 C_4H_6 的化合物及其存在的同分异构体。

四、互变异构

当 C=C 双键的 C 原子上连有—OH 时，这种结构称为烯醇，非常不稳定，很容易转变为稳定的碳基化合物，这种异构现象称为互变异构。

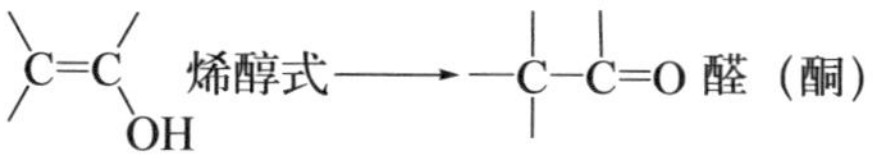

$\diagup$C=C$\diagdown$OH 烯醇式 ⟶ —C—C=O 醛（酮）

第三节　顺反异构

一、定义与条件

存在顺反异构的主要是烯烃类化合物，因 $\diagup$C=C$\diagdown$ 是平面结构，且双键的 C 原子相对不能自由旋转，这种因双键的 C 原子连接不同原子或者基团而形成的空间异构现象称为顺反异构。

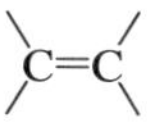

因双键是平面结构，所以就存在平面的两侧，即平面的上侧和下侧，当双键上相同的原子或基团在平面的同一侧，则称为顺式；当双键上相同的原子或基团在平面的异侧，则称为反式。

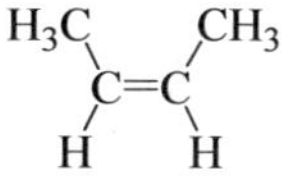

顺式 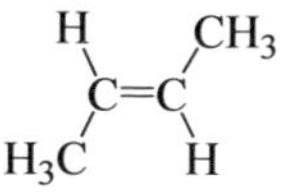　　　　反式 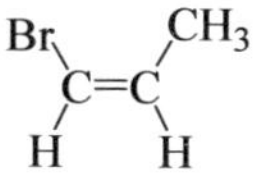　　　　顺式 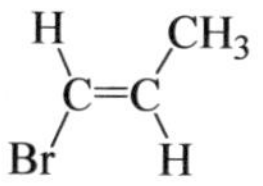　　　　反式

如果双键的同一个 C 原子上，所连的原子或基团一样，则不存在顺反异构。

以下几种情况均不存在顺反异构。

$$\underset{H}{\overset{H}{>}}C=C\underset{H}{\overset{H}{<}} \qquad \underset{H}{\overset{H}{>}}C=C\underset{CH_3}{\overset{CH_3}{<}} \qquad \underset{H}{\overset{H}{>}}C=C\underset{H}{\overset{CH_3}{<}}$$

如果化合物中存在多个双键，则要分别判断每个双键是否存在顺反异构。在判断某一个双键时，可以把其他的双键看作复杂的基团。

双键 1 不存在顺反异构，因为左边 C 上连 2 个相同的 H 原子。

双键 2 存在顺反异构，四个原子或基团分别为 $\underset{H}{\overset{H}{>}}C=C\underset{CH_3}{\overset{}{<}}$ ，—CH_3、—CH_3、—H 且相同的甲基在双键的同一侧，为顺式。

随堂练习：判断以下化合物是否存在顺反异构。
1. 3-甲基-1-丁烯
2. 2,4-己二烯

二、顺反异构的标记

存在顺反异构的烯烃，在命名时需要对其进行标记，即名称前面写出其构型。有顺/反标记法和 Z/E 标记法。

1. 顺/反标记法

根据前面的规则，相同基团在同一侧的标记为顺，在异侧的标记为反，顺/反写在化合物名称前面。

$$\underset{H}{\overset{H_3C}{>}}C=C\underset{H}{\overset{CH_3}{<}} \qquad \underset{Br}{\overset{H}{>}}C=C\underset{H}{\overset{CH_3}{<}}$$

顺-2-丁烯　　　　　反-1-溴丙烯

但是顺/反标记法有一定的局限性，如果双键的 C 上所连的 4 个基团都不相同的话，则无法用此标记法。如下化合物，双键上分别为—H、—Cl、—Br、—CH_3，无相同的原子或基团，无法用顺/反来标记，此时可以用 Z/E 标记法。

$$\underset{Cl}{\overset{H}{>}}C=C\underset{CH_3}{\overset{Br}{<}}$$

2. Z/E 标记法

当双键的 C 上所连的 4 个基团都不相同时，可以用 Z/E 标记法。规则是先比较双键左边 C 原子上所连 2 个基团的优先顺序，标记好优先的原子或基团；再同理比较右边 C 原子上所连 2 个基团的优先顺序并标记，如果双键左边的优先基团和右边的优先基团在平面同侧，则为 Z 式，如果在异侧则为 E 式。

$$\begin{matrix} a \\ b \end{matrix} C=C \begin{matrix} d \\ f \end{matrix}$$

若 a 优先，d 优先，则为 Z 式；若 b 优先，f 优先，则为 Z 式；
若 a 优先，f 优先，则为 E 式；若 b 优先，d 优先，则为 E 式。
原子或基团的优先顺序规则如下。

（1）先比较与双键 C 原子直接相连的第一个原子，序数大的原子优先，如 Br＞Cl＞O＞N＞C＞H。如下化合物中双键左边 C 原子上，优先的是 Cl，在双键下侧；右边 C 原子上优先的是 Br，在双键上侧，故该化合物为 E 式。

$$\begin{matrix} H \\ Cl \end{matrix} C=C \begin{matrix} Br \\ CH_3 \end{matrix}$$

（2）如直接相连的第一个原子都一样，则继续比较与第一个原子相连的其他原子，序数大的优先。如下化合物中双键左边 C 原子上，优先的是—OH，因为 O 原子比 C 原子优先；右边 C 原子上直接相连的第一个原子都是 C，无法判断优先顺序，再接着比较第一个 C 原子上连的其他原子，上面 C 上连 3 个 H；下面 C 上连 2 个 H 和 1 个 Cl，故下面是优先基团，该化合物为 Z 式。

$$\begin{matrix} H_3C \\ HO \end{matrix} C=C \begin{matrix} CH_3 \\ CH_2Cl \end{matrix}$$

（3）双键可以看作是 2 个单键，三键可以看作是 3 个单键。

随堂练习：请用 Z/E 标记法标记下列化合物。

1. $\begin{matrix} H_3C \\ H \end{matrix} C=C \begin{matrix} COOH \\ OH \end{matrix}$

2. $\begin{matrix} H_3C \\ Cl \end{matrix} C=C \begin{matrix} CH_2OH \\ CH_3 \end{matrix}$

3. 顺/反和 Z/E 标记法关系

顺/反和 Z/E 标记法是两种标记法，顺/反标记法适用范围相对有限，Z/E 标记法适用的范围更广泛，两者之间不存在任何的对应关系，即顺式的化合物可能是 Z 式的，也可能是 E 式的。

$$\underset{\substack{\text{顺-3-甲基-2-戊烯} \\ E\text{-3-甲基-2-戊烯}}}{\overset{H_3C}{\underset{H}{>}}C=C\overset{CH_3}{\underset{CH_2CH_3}{<}}} \qquad \underset{\substack{\text{顺-2-丁烯} \\ Z\text{-2-丁烯}}}{\overset{H_3C}{\underset{H}{>}}C=C\overset{CH_3}{\underset{H}{<}}}$$

三、顺反异构烯烃命名

存在顺反异构的烯烃，在命名时一般先不考虑顺反异构，按烯烃的平面结构进行命名，最后在名称前加上标记法即可。如下烯烃，可以先将其空间结构转化成平面结构，名称为 3,4-二甲基-2-戊烯，再判定构型为顺式或 E 式，因此该化合物名称为顺-3,4-二甲基-2-戊烯或 E-3,4-二甲基-2-戊烯。

烯烃的空间结构　　　　　烯烃的平面结构

随堂练习：请命名下列化合物，并标记出空间结构。

$$\overset{H_3C}{\underset{Cl}{>}}C=C\overset{CH_2OH}{\underset{CH_3}{<}}$$

第四节　对映异构

一、手性

人的左手和右手，互为镜像对称，但是不能完全重合，这一类的性质称为手性。自然界中手性的情况非常普遍，如照镜子的时候，镜子外面和镜子里面的人相互对称，呈镜像关系，但是不能完全重合。再如平静的湖面，树的实体和在水中的倒影呈镜像对称关系,但是不能完全重合。

二、手性分子

在有机化学中,有些化合物的结构也呈现这种镜像对称的关系,但不能完全重合,这种具有手性特征的分子,称为手性分子,这一类的同分异构现象称为对映异构,分子之间互称为对映异构体。如下所示乳酸的分子结构就呈现手性,是手性分子,存在对映异构。

$$
\begin{array}{cc}
\text{CH}_3\text{—C—COOH} & \text{HOOC—C—CH}_3 \\
\text{OH} & \text{OH} \\
\text{H} & \text{H}
\end{array}
$$

三、偏振光和旋光性

光是一种电磁波,它的电场或磁场振动的方向与光前进的方向垂直,在普通光线里,光波可以在垂直于前进方向平面上的任何方向振动。当普通光通过一个尼科尔棱镜时,只有与尼科尔棱镜晶轴平行的光能通过,通过后只在一个平面上振动的光称为平面偏振光,简称偏振光。

当偏振光通过水等物质时,方向不会改变,这类物质称为非旋光性物质;当偏振光通过乳酸等物质时,方向会发生旋转,这类物质称为旋光性物质。使偏振光向左旋转的,称左旋体,用"L"或"-"表示,向右旋转的,称右旋体,用"D"或"+"表示,将等量左旋体和等量右旋体混合后,得到了没有旋光性的外消旋体,用"DL"或"±"表示,外消旋体是混合物。手性分子往往都是旋光性物质,会引起偏振光的旋转。

四、对映异构体表示方法

手性分子中,如果某个C原子上所连的4个原子或基团都不一样,这种C原子称为手性碳原子,用"*"来标注。如下2个化合物中标*的碳为手性碳。

$$
\text{H}_3\text{C—}\overset{\text{H}}{\underset{\text{OH}}{\text{C}^*}}\text{—COOH} \qquad \text{OHC—}\overset{\text{CH}_3}{\underset{\text{H}}{\text{C}^*}}\text{—CH}_2\text{CH}_3
$$

对映异构体仅原子或基团在空间的排列方式不同,用平面的结构无法准确表示。1891年德国化学家费歇尔(Fischer)提出用投影方法表示,称为费歇尔投影式。原则为:手性碳位于纸平面上,用横竖线的交叉点表示;以横线相连的原子或基团在纸面前方，以竖线相连的原子或基团在纸面后方；主链竖放，氧化数高的碳原子或命名时编号最小的碳原子一般放在竖线的顶端。

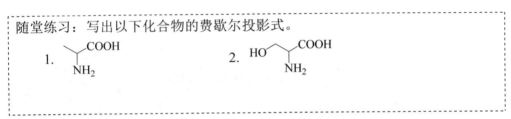

随堂练习：写出以下化合物的费歇尔投影式。

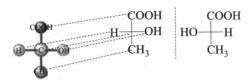

五、构型标记方法

1. D/L 标记法

D/L 标记法是相对标记法，参照的标准物是甘油醛，甘油醛主链在竖线上，—CHO 在上面，将—OH 在横线右边的，规定为 D 型；将—OH 在横线左边的，规定为 L 型。其他化合物就以甘油醛为标准来进行标记，如乳酸等。

D-甘油醛　　　　L-甘油醛　　　　D-乳酸　　　　L-乳酸

2. R/S 标记法

R/S 标记法是绝对标记法，对于费歇尔投影式，可用下列简单的方法确定 R/S 构型。

（1）按次序规则将手性 C 上的 4 个原子或基团进行大小排序。原子或基团的大小顺序，参照 Z/E 标记法中的顺序。

（2）如顺序最小的原子在竖线上，其他 3 个原子按从大到小的顺序连接起来，呈顺时针方向，则化合物为 R 构型；呈逆时针方向，则为 S 构型。

（3）如顺序最小的原子在横线上，其他 3 个原子按从大到小的顺序连接起来，呈顺时针方向，则化合物为 S 构型；呈逆时针方向，则为 R 构型。

如下化合物：

```
  COOH          COOH
H—+—OH       H—+—OH
  CH₃           CH₃
```

—OH 最大排第一；—COOH 次之排第二；—CH₃ 再次之排第三；—H 为最小，且在横线上

—OH、—COOH、—CH₃ 是按逆时针方向排列，为 R 构型

随堂练习：请用 R/S 标记法标记下列化合物。

1. $HO-\underset{CH_3}{\overset{H}{|}}-Br$ 2. $H-\underset{CHO}{\overset{COOH}{|}}-CH_3$ 3. $Cl-\underset{CHO}{\overset{COOH}{|}}-CH_3$ 4. $HO-\underset{CHO}{\overset{COOH}{|}}-Cl$

六、两个及以上手性碳原子化合物

很多化合物结构比较复杂，分子中含有的手性 C 原子有 2 个及以上，这种化合物就需要逐个去判断标记每个手性 C 的构型，2-二羟基-3-氯丁二酸，结构中含有 2 个手性 C 原子。

$$HOOC-\overset{*}{C}H-\overset{*}{C}H-COOH$$
$$\qquad\qquad OH\quad Cl$$

其费歇尔投影式有以下 4 种异构体，其中 a 和 b 互为对映异构体，且分子中 2 个手性 C 的构型一致，因此没有相互抵消，都具有旋光性。d 和 e 互为对映异构体，但分子中 2 个手性 C 的构型相反，内部相互抵消，不具有旋光性，像这种有偶数个手性 C 原子，但没有旋光性的化合物称为内消旋体，内消旋体是单一的物质，不是混合物。含更多手性 C 原子的化合物，其构型的标记规则参照含 2 个手性的化合物，含奇数个手性 C 原子的化合物，不存在内消旋的情况。

```
       ¹COOH              ¹COOH              ¹COOH              ¹COOH
  HO—²+—H            H—²+—OH            HO—²+—H            H—²+—OH
  Cl—³+—H            H—³+—Cl            H—³+—Cl            Cl—³+—H
       ⁴COOH              ⁴COOH              ⁴COOH              ⁴COOH
         a                  b                  d                  e
      (2R,3R)            (2S,3S)            (2R,3S)            (2S,3R)
```

随堂练习：请写出 2,3-二羟基丁二酸（酒石酸）的费歇尔投影式并用 R/S 标记法进行标记。

知识小结

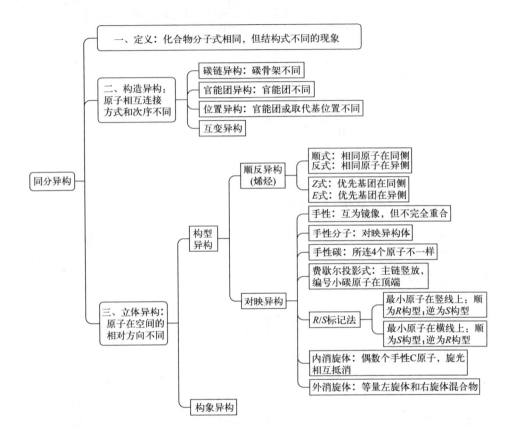

课后检测

一、选择题

1. 以下不属于构造异构的是（　　）。
   A. 碳链异构　　B. 位置异构　　C. 顺反异构　　D. 官能团异构
2. 以下属于立体异构的是（　　）。
   A. 碳链异构　　B. 位置异构　　C. 互变异构　　D. 对映异构
3. 以下哪个原子或基团在烯烃双键上是相对最优先的？（　　）
   A. —Cl　　B. —CH$_2$CH$_3$　　C. —OH　　D. —COOH
4. 以下哪个原子或基团在 R/S 标记法中是相对最优先的？（　　）
   A. —CHO　　B. —COOH　　C. C=C　　D. C≡C

5. 下列不是单一的纯净物的是（　　）。
A. 左旋体　　　　B. 右旋体　　　　C. 内消旋体　　　　D. 外消旋体

二、填空题

1. 烯烃的顺式结构，是两个相同的基团处在平面的_____侧，反式结构则是_____侧。

2. 当 C 原子上所连的 4 个原子或基团都不一样，这种 C 原子称为_____碳原子，常用_____来标注。

三、命名或写出结构

1. 请写出分子式为 C_5H_8 和 C_4H_8O 的化合物同分异构体。
2. 判断以下化合物是否存在顺反异构。

2-甲基-2-戊烯，2-丁烯-1-醇

3. 请命名以下化合物，并用顺/反或 Z/E 标记出其构型。

$$\begin{array}{c} H\quad CH_3 \\ H_3C\quad C=C \\ C=C\quad H \\ H_3CH_2C\quad H \end{array}$$

4. 写出以下化合物的费歇尔投影式，并用 R/S 标记法进行标记。

$$\begin{array}{c} \diagup COOH \\ NH_2 \end{array}$$

四、分析题

有机化合物中存在着普遍的同分异构现象，该现象在药物的研发和作用上发挥着非常重要的作用，请结合所学所知，谈谈你所接触或了解的同分异构类药物或现象。

第十二章　提取

学习目标		
知识点	技能点	思政点
① 了解现代提取方法 ② 熟悉溶剂的分类 ③ 掌握浸渍法、渗漉法、煎煮法、回流提取法以及连续回流提取法	① 能够掌握浸渍法、渗漉法、煎煮法、回流提取法以及连续回流提取法的实验操作 ② 能够初步进行常用中药化学成分提取的实验操作	① 培养爱国情怀和匠人精神 ② 培养科学严谨和探索精神

课堂导入：
　　青蒿素是从植物黄花蒿茎叶中提取的有过氧基团的倍半萜内酯药物，是治疗疟疾的特效药，挽救了全球几百万人的生命。屠呦呦团队最初用乙醇进行提取，但是效果不佳，后受中医古籍《肘后备急方》中将青蒿"绞汁"用药的启发，改用乙醚作溶剂，低温提取的方法，终获成功。请思考，乙醇和乙醚两种溶剂的区别，不同溶剂对化合物的提取会产生什么样的影响？

　　化合物的种类繁多，数量庞大，尤其在中药中，往往含有多种成分，且大多具有一定的生理活性，比如香豆素类、木脂素类、黄酮类、挥发油类等。一般将中药中能够防病治病、有特定生理活性的单体化合物成分称为有效成分，其他的则称为无效成分，但两者也不是绝对的，不管哪种成分都在药物的研发中发挥重要意义，因此选择合理的提取方式获得这些化合物成分，尤为关键。

第一节　概述

　　提取是指选用合适的溶剂和方法，将某一种或几种化合物成分从药物等物质中获取的过程。所提取出来的物质，要尽可能多地含目标化合物，杂质或非目标化合物含量尽可能少。化合物常用的提取方法包括经典提取方法和现代提取方法,经典提取方法如溶剂提取法等,现代提取方法如超临界流体萃取法等,见图 12-1。

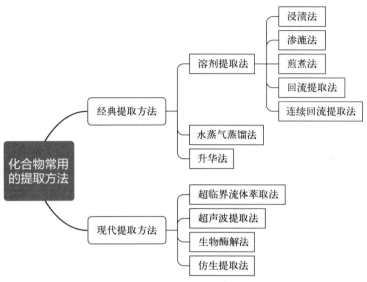

图 12-1 化合物常用的提取方法

第二节 溶剂提取法

溶剂提取法主要根据各种化学成分在不同溶剂中的溶解度不同,选用对有效成分溶解度大、对杂质或者无效成分溶解度小的溶剂,将有效成分从药材组织内溶解出来的方法,是使用最为普遍的方法。其具体操作和原理一般包括:溶剂的选择、溶剂的渗透、成分的溶解、溶液的扩散和提取液的收集等,见表 12-1。为尽可能完整地将有效成分提取出来,上述过程往往需反复多次进行。

表 12-1 溶剂提取法操作和原理

操作流程	原理
溶剂的选择	根据所提取的有效成分性质,选择合适的溶剂(相似相溶原理)
溶剂的渗透	溶剂通过中药材组织的细胞壁进入细胞内
成分的溶解	溶剂将细胞内可溶性化学成分溶解形成溶液
溶液的扩散	由于细胞内外溶液浓度差的存在,使细胞内的浓溶液不断向细胞外扩散
提取液的收集	当细胞内外浓度一致时,达到平衡,扩散终止,收集提取液

一、溶剂的定义和作用

溶剂在广义上指在均匀的混合物中含有的一种过量存在的组分，狭义而言，指在化学组成上不发生任何变化并能溶解其他物质（一般指固体）的液体，或者与固体发生化学反应并将固体溶解的液体。溶剂的用途广泛，除我们常见的提取化合物以外，还具有化学反应场所、载体、色谱展开和清洗的作用，见图 12-2。

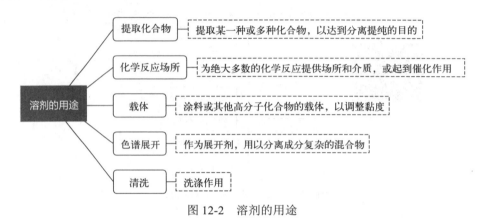

图 12-2　溶剂的用途

二、溶剂的分类

溶剂的种类繁多，其分类的维度也有多种，如按化学组成分类，溶剂可以分为无机溶剂和有机溶剂。无机溶剂是一种由无机物为介质的溶剂，水是应用最广泛的无机溶剂。有机溶剂是一类由有机物为介质的溶剂，常见的几大类有机化合物，均可作为有机溶剂，如二氯甲烷、乙醇、石油醚、苯、丙酮等。常见的有机溶剂及其性质见表 12-2。

表 12-2　常见的有机溶剂及其性质

溶剂	性质
乙醇	与水、乙醚、烃类衍生物等有机溶剂混溶。无色透明液体，微毒类，麻醉性
乙醚	溶于苯、氯仿、石油醚，微溶于水。无色透明液体，极易挥发，易燃、低毒
乙腈	与水混溶，溶于醇等多数有机溶剂。无色液体，有刺激性气味
石油醚	不溶于水，与无水乙醇、苯、氯仿、油类等多数有机溶剂混溶。无色透明液体，有煤油气味，主要为戊烷和己烷的混合物
丙酮	与水混溶，可混溶于乙醇、乙醚、氯仿、油类、烃类等多数有机溶剂。无色液体，具有令人愉快的气味（辛辣甜味）
氯仿	与乙醇、乙醚、石油醚、四氯化碳、二硫化碳等混溶。无色透明液体，中等毒性，强麻醉性

续表

溶剂	性质
苯	难溶于水，与乙醇、氯仿、四氯化碳、脂肪烃等大多有机物混溶。无色、味甜、有芳香气味的透明液体，易挥发，强烈毒性
甲苯	能与乙醇、乙醚、丙酮、氯仿、二硫化碳和冰乙酸混溶，极微溶于水。无色澄清液体，高浓度气体有麻醉性，有刺激性
二甲基甲酰胺（DMF）	能和水及大部分有机溶剂互溶。是化学反应的常用溶剂，有"万能溶剂"的称号。无色液体，有微弱的特殊臭味
二甲基亚砜（DMSO）	与水混溶，能溶于乙醇、丙醇、苯和氯仿等大多数有机物，被誉为"万能溶剂"。无色黏稠透明油状液体或结晶体，微臭，对眼有刺激性

如溶剂按性质分类，可以分为极性溶剂和非极性溶剂。极性溶剂是指含有羟基（—OH）或羰基（—C=O）等极性基团的溶剂，即溶剂分子为极性分子的溶剂，由于其分子内正负电荷重心不重合而导致分子产生极性。用于表征分子极性大小的物理量为偶极矩或介电常数，介电常数大表示其极性大。常用的极性溶剂有水、甲酰胺、乙醇、甘油、丙二醇等。

非极性溶剂是由非极性分子溶液组成的溶剂，非极性分子多由共价键构成，无电子或电子活性很小，也指偶极矩小的溶剂或介电常数低的溶剂。常用的非极性溶剂有液状石蜡、氯仿、乙醚、汽油等。

拓展阅读：分子的极性

化学组成类似的物质相互容易溶解，极性溶剂容易溶解极性物质，非极性溶剂容易溶解非极性物质；极性大的溶剂容易溶解极性大的物质，极性小的溶剂容易溶解极性小的物质，这就是相似相溶的原理。常用溶剂的极性大小顺序如下：水（最大）>乙腈>甲醇>乙醇>丙酮>正丁醇>乙酸乙酯>乙醚>二氯甲烷>氯仿>溴乙烷>苯>四氯化碳>环己烷>己烷>石油醚。

取代基也有极性大小的区别，顺序如下：烷基（—CH$_2$—CH$_2$—）<烯基（—CH=）<醚基（—CH$_2$—O—CH$_2$—）<硝基（—NO$_2$）<酯基（—COOR）<酮基（>C=O）<醛基（—CHO）<氨基（—NH$_2$）<醇羟基（—OH）<酚羟基（Ar—OH）<羧基（—COOH）。因此羧酸类化合物的极性一般比烷烃类大。

根据相似相溶的原理，当提取极性大的羧酸类化合物时，一般选择极性大的溶剂，如水等。同样地，当提取极性小的烷烃类化合物时，一般选择极性小的溶剂，如石油醚等。水是极性最大的溶剂，而极性小的溶剂往往是烷烃类，因此极性大的化合物或溶剂更倾向于溶解于水，称为亲水性化合物或溶剂，也可以称为疏脂性化合物或溶剂。同理极性小的化合物或溶剂可以称为亲脂性化合物或溶剂，也可以称为疏水性化合物或溶剂。药物的亲水性和亲脂性也影响其在人体内的吸收分布、药效的发挥，如亲脂性的药物更容易透过血脑屏障。

> 随堂练习：根据相似相溶原理，请思考，乙酸在水和二氯甲烷两种溶剂中，哪种的溶解度更大？

溶剂除了上述两种分类之外，还可以按化学结构、沸点高低、蒸发速度和用途进行分类，本节不再详细讲述。

三、浸渍法

浸渍法是将中药材粗粉或碎块装入容器中，加入适宜的溶剂（一般采用水或乙醇），以浸没药材稍过量为度，在常温或温热（40~80℃）条件下，时常搅拌或振摇，放置一段时间后，过滤出提取液，药渣再加入新溶剂再进行同样操作，反复数次，合并多次提取液并浓缩后即得总提取物。以水作为提取溶剂浸渍时，要加适量防腐剂以防发生霉变。

本法在提取过程中不需要加热，故适用于遇热易破坏或挥发性成分，以及含淀粉及黏液质多的成分。但此法提取时间长、效率不高。

四、渗漉法

渗漉法是将中药粉末先装在渗漉器中使药材浸渍膨胀，然后不断添加新的溶剂，使其自上而下渗透过中药材，从渗漉器下部流出、收集浸出液。渗漉时，不断从渗漉筒上口添加新的溶剂，随时保持良好的浓度差，提取效率较高。渗漉法提取的过程是一种动态过程，因此提取效果优于浸渍法。该方法适用于遇热易破坏或挥发性成分，同时该方法提取时间长、溶剂用量大。渗漉时应注意：药粉不能过细；装筒前药粉应充分湿润膨胀；药粉装筒时不宜过紧或过松。如渗漉法提取茶叶中的茶多酚、葛根中的总黄酮。

五、煎煮法

煎煮法是传统的提取方法。该方法简便经济，大部分化学成分可被不同程度地提取出来，但是不适合挥发性成分及受热易分解成分的提取，含多糖较多的中药，提取药液黏稠难以过滤。煎煮法所用容器一般为陶器、砂罐或铜制、搪瓷器皿，不宜采用铁锅，以免药液变色。加热时最好时常搅拌，以免局部药材受热温度过高，容易焦糊。

六、回流提取法

回流提取法是采用有机溶剂提取时最常用的一种提取方法。采用加热回流装置,尽可能避免溶剂挥发损失。中药材提取时,可在圆底烧瓶上连接回流冷凝器。将药材粗粉装入烧瓶中,装入药材粗粉的量为烧瓶容量的 1/3~1/2,再加入适宜的提取溶剂浸没药材表面 1~2cm。水浴加热回流,提取合适时间后,过滤出提取液,剩余药渣加入新的提取溶剂再次加热回流,如此反复数次,尽可能将所需有效成分提取出来。合并多次提取液,回收溶剂即得目标提取物。该方法提取效率较高,但不适于受热易破坏成分的提取。

七、连续回流提取法

连续回流提取法是回流提取法的优化方法。实验室常用连续回流提取装置为索氏提取器。将中药粗粉放入滤纸筒后,置于索氏提取器内,水浴加热后,提取溶剂蒸发,通过上端的冷凝管使溶剂冷凝后流入药粉内。当流入的溶剂达到一定高度(浸过药材面),通过虹吸管借助于虹吸作用流入下端的烧瓶内,如此反复多次,使目标有效成分不断被提取出来。该方法溶剂消耗量较小,提取效率高、操作简便,但由于化学成分受热时间较长,不适合提取对热不稳定化合物。

第三节 其他经典提取法

一、水蒸气蒸馏法

水蒸气蒸馏法主要适用于能随水蒸气蒸馏而且不被破坏的挥发性成分的提取,主要用于中药中挥发油类化合物、某些小分子生物碱和小分子酚性化合物的提取。这类化学成分的沸点在 100℃以上,与水不相混溶或者微溶于水,而且在 100℃时有一定蒸汽压,当与水共同加热时,其蒸汽压和水的蒸汽压总和为一个大气压时,水蒸气可以将挥发性化学成分带出。馏出液往往分出水油两层,将油层分出即得挥发性化学成分;或将馏出液经盐析法并用低沸点的溶剂(常用乙醚、环己烷等)将挥发性化学成分萃取出来,回收溶剂即得目标挥发性化学成分。分子量小、有挥发性的苯醌和萘醌类,小分子香豆素类可以用水蒸气蒸馏法。

二、升华法

某些固体成分受热直接变成气态,遇冷后又直接凝固为固体的性质,称为升华。有些中药化学成分具有升华性质,可以利用升华的方法将这些化学成分直接从中药粉末中提取出来。如茶叶中的咖啡因在178℃以上就可升华而不分解，因此，提取咖啡因时也常用升华法。此外，樟木中的樟脑、大黄中的游离羟基蒽醌类等有升华性质，也可用升华法提取。该方法简单易行，但具有升华性的中药化学成分比较少，仅有少数单萜类、生物碱、游离蒽醌、香豆素和小分子有机酸类化学成分。由于在加热升华过程中往往伴有热分解现象，并有升华不完全，导致产率较低，升华物不纯时难于处理等缺点，因此其应用范围具有局限性。

第四节　现代提取方法

一、超临界流体萃取法

超临界流体萃取法是指一种集提取与分离于一体，基本上不采用有机溶剂的新方法。超临界流体是指在临界温度和临界压力以上，介于气体和液体之间的流体。该流体同时具有气体和液体的双重特性，密度与液体相似、黏度与气体相近，扩散系数虽然没有气体大，但比液体大100倍。化合物的溶解与溶剂的密度、扩散系数成正比，与黏度成反比，故超临界流体可以溶解较多的化合物。

可以作超临界流体的物质较多，比如CO_2、NH_3、C_2H_6等，目前应用较多的是CO_2。CO_2的临界温度为31.4℃，较接近室温，临界压力为7.37MPa，相对容易操作，而且本身呈惰性，价格也较为便宜，是目前中药超临界流体萃取中最为常用的溶剂。

中药化学成分采用超临界流体萃取时，可在接近室温条件下进行，避免某些对热不稳定化学成分被破坏；萃取过程中几乎可以不采用有机溶剂，而且萃取物中不含有机溶剂的残留，较为环保；该方法提取效率较高，且节约能耗。目前该方法提取的化学成分范围广泛，比如生物碱、黄酮、苷类、挥发油以及苯丙素等。

二、超声波提取法

超声波提取法是利用超声波在振动时产生大量的能量，使介质产生空化现象。当大量超声波作用于提取介质时，介质被撕裂成许多小空化泡，空化泡在瞬间迅速涨大破裂，破裂时把吸收的声能在短时间、小空间内释放出来，形成高温高压，产生较强的冲击波和微声流，使中药材的细胞壁组织破裂，细胞内的有效成分从细胞内释放出来，完成提取。

超声波提取溶剂一般选用甲醇、乙醇、乙酸乙酯、水等。超声波提取法时间短、提取效率高以及不需要加热等，在中药分析过程中被广泛应用为供试品处理的方法。同时超声波提取法对容器壁的厚薄等要求比较高。如黄芩中黄酮类化合物的提取分离可以采用超声波提取法。

三、微波辅助提取法

微波辅助提取法是指利用微波与传统溶剂提取法相结合形成的一种新的提取方法。被提取的极性分子化合物在微波场中被选择性加热，易于溶出释放。微波辅助提取法具有穿透力强、选择性高、溶剂消耗少、操作时间短以及提取效率高等特点。该方法主要适用于中药中挥发油、苷类、多糖类、生物碱类、黄酮类等化合物的提取。

四、生物酶解法

酶为具有特殊催化作用的蛋白质。通过选择合适的酶进行温和的酶反应，将中药材的植物细胞壁水解或降解，再结合适当的溶剂进行提取，细胞内的有效成分较容易从细胞内释放出来，有利于中药有效成分的提取。由于中药材提取过程中的屏障，细胞壁被水解或降解而破坏，因此生物酶解法可提高有效成分的提取率。生物酶解法反应温和、提取效果好、节约能耗，有广阔的应用前景。常见用于植物细胞破壁的酶有纤维素酶、果胶酶、果胶酶复合体以及各类半纤维素酶等。

五、仿生提取法

仿生提取法是指从生物药剂学的角度，综合运用了化学仿生与医学仿生原理将整体药物研究与分子药物研究法相结合，为经消化道给药的中药及其复方创立的一种提取方法。该方法是模拟口服药经胃肠道环境转运原理而设计，主要是为了尽可能保留原药中的有效成分，包括在体内有效成分的代谢物、水解物、螯合物以及新的化合物，符合中医药传统哲学的整体观和系统观，体现了中医药多种化学成分复合作用的特点。

知识小结

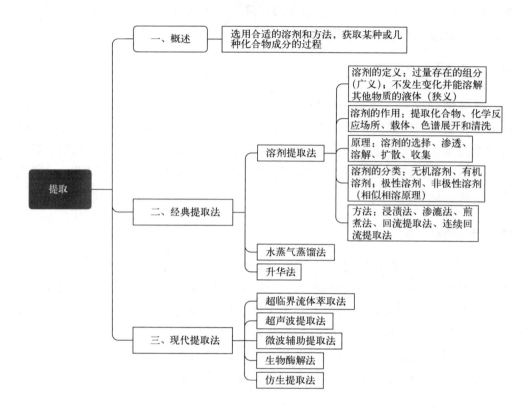

课后检测

一、选择题

1. 从混合物中萃取某一固体或液体,以达到分离提纯目的,这是溶剂的（　　）功能。
   A. 载体　　　　　B. 色谱展开　　　　C. 清洗　　　　　D. 萃取提纯
2. 应用最广泛的无机溶剂是（　　）。
   A. 水　　　　　　B. 苯　　　　　　　C. 乙酸乙酯　　　D. 乙醇
3. 以下属于经典提取方法的是（　　）。
   A. 回流提取法　　B. 超声波提取法　　C. 仿生提取法　　D. 生物酶解法
4. 以下溶剂中极性最大的是（　　）。
   A. 甲醇　　　　　B. 水　　　　　　　C. 丙酮　　　　　D. 氯仿

5. 提取方法中需用到索氏提取器装置的是（　　）。
A. 微波辅助提取法　　　　　　B. 连续回流提取法
C. 浸渍法　　　　　　　　　　D. 渗漉法

二、填空题

1. 水、乙醇、乙醚和石油醚四种溶剂，极性大小顺序为_____。
2. 化合物提取时，重要的是选择合适的_____和_____。
3. 化学成分在溶剂中溶解是遵循_____原理。

实训　柱色谱分离

（一）实训目的

1. 掌握柱色谱分离的基本原理。
2. 学会柱色谱装柱、上样和洗脱的基本操作。

（二）实训内容

按分离原理主要有吸附柱色谱和分配柱色谱两类。在吸附柱色谱中，常用硅胶和氧化铝作吸附剂，而分配柱色谱中常以硅胶、硅藻土和纤维素作支持剂，吸附在支持剂上的液体为固定相。

对于吸附柱色谱，当待分离的混合物溶液加于色谱柱上端时，各种成分同时被吸附在柱顶端，用适宜的洗脱剂洗脱，由于吸附剂对混合物中各成分的吸附能力不同，使得各成分的洗脱速度不同，吸附作用强的成分洗脱速度慢，吸附作用弱的成分洗脱速度快，分段定量收集洗脱液，即可使各成分得以分离。

对于分配柱色谱，用洗脱剂洗脱时，各成分在互不相溶的固定相和洗脱剂（流动相）中连续不断地发生分配，由于混合物中各成分在两相间分配系数的不同，使各成分得以分离。

（三）实训仪器及试剂

1. 仪器

锥形瓶、玻璃漏斗、色谱柱、电子天平、玻璃棒、脱脂棉、铁架台、吸耳球。

2. 试剂

蒸馏水、柱色谱硅胶、95%乙醇、甲基橙、亚甲蓝、H_2O∶95%乙醇（1∶1）（A液）、0.2mol/L HCl∶95%乙醇（1∶1）（B液）。

（四）实训步骤

1. 取一支色谱柱，在柱下端加一小团脱脂棉，将色谱柱垂直固定在铁架台上。

2. 关闭色谱柱下端活塞，向柱中倒入适量蒸馏水作为初始洗脱剂，加入蒸馏水的量约为柱体积的 1/2。

3. 称取 10g 硅胶于小烧杯中，加入 15mL 蒸馏水，用玻璃棒充分搅拌均匀。打开柱下端活塞，使水少量滴出（控制滴速为 1 滴/秒），同时将搅拌均匀的硅胶与水的混合物通过漏斗缓缓加入色谱柱中，使吸附剂均匀沉至柱底，用吸耳球敲打柱身，使吸附剂装填紧密。色谱柱装完后，关闭活塞，在吸附剂上端加一层脱脂棉。

4. 加样后打开柱下端活塞，当液面刚好与脱脂棉平面相平时，立即关闭活塞，加入 A 液约 5mL，缓慢开启活塞，当液面又刚好与脱脂棉平面相平时，再次关闭活塞，精确加入 0.5mL 以 A 液作溶剂的混合供试品溶液（每 1mL 含甲基橙和亚甲蓝各为 0.4mg）。

5. 当供试品溶液恰好渗入色谱柱时，立即用 A 液洗脱，此时可以明显观察到有黄、蓝两条色带形成。黄色的甲基橙色带随洗脱剂加入不断向下移动，而亚甲蓝的蓝色带几乎不移动，当黄色带到达柱底部时，更换接收器，收集此黄色带（洗脱时间约 10min），即得甲基橙洗脱液。当黄色带洗脱完毕后，改用 B 液作洗脱剂，此时蓝色带开始下移，当蓝色带到达柱底部时，更换接收器，收集此蓝色带（洗脱时间约 30min），即得亚甲基蓝洗脱液。

第十三章 分离

学习目标		
知识点	技能点	思政点
① 了解化合物的物理、化学分离方法 ② 熟悉色谱法的原理、分类和作用 ③ 掌握柱色谱和薄层色谱操作流程	① 能够根据样品特点，选择合适的分离纯化方法 ② 能够初步运用柱色谱、薄层色谱法对多组分样品进行分离纯化	① 培养学生严谨的工作态度和实事求是的工作作风 ② 告诫学生合理利用资源，培养学生具备节能环保理念

课堂导入：
　　有机化学的反应往往较复杂，除了主产物外，一般存在一定的副产物。再如对中药有效成分提取时，提取液中也常含有其他成分。针对这些主产物和副产物，有效成分和其他成分要进行分离纯化，请问，化合物分离纯化有哪些方法？

　　对于提取得到的化合物，往往是混合物，需采用合适的方法，进一步对各成分进行分离和纯化，得到单一纯净的各单质化合物，这就是化合物分离纯化的过程。分离纯化的方法很多，如利用化合物溶解度差异进行分离的物理方法，利用发生沉淀反应的化学方法，对于结构和性质更为复杂的化合物，可以利用色谱法等。随着科技的发展，像固相萃取等新型分离技术也不断被应用。如采用有机溶剂将碘从水溶液中萃取出来，就是典型的物理分离方法；从青霉素菌渣中将蛋白质沉淀分离属于化学方法。

第一节　物理分离方法

　　物理分离方法，主要是根据混合物中各单质化合物在物理性质（溶解度、沸点、密度等）上的差异，采用改变温度、溶剂等方法，逐一分离得到单质化合物的过程。方法相对简便可行，应用范围极其广泛。根据物质的状态和互相溶解的情况，可以将待分离混合物大致分为固体-液体不互溶、固体-液体互溶、液体-液体不互溶和液体-液体互溶四种体系，各体系的分离方法和原理见表 13-1。各分离方法的操作见"化学实训室常规操作"内容。

表 13-1　不同体系分离方法及原理

体系	分离方法	原理
固体-液体不互溶	过滤	将液体和不溶于该液体的固体分离
固体-液体不互溶	抽滤	原理同过滤，但在过程中降低气压，提高效率
固体-液体互溶	蒸发	通过加热，使溶剂不断挥发，析出晶体的过程
固体-液体互溶	旋转蒸发	原理同蒸发，但在过程中降低气压，提高效率
固体-液体互溶	结晶	利用溶剂对被提纯物质及杂质的溶解度不同，使被提纯物质从过饱和溶液中析出
固体-液体互溶	重结晶	重复多次结晶，以提高化合物纯度
固体-液体互溶	萃取	利用物质在互不相溶的溶剂中溶解度不同，将物质从一种溶剂转移到另一溶剂中
液体-液体不互溶	分液	利用两种互不相溶液体的密度差
液体-液体互溶	蒸馏	利用不同液体的沸点不同，沸点低的先汽化，然后将蒸气重新冷凝为液体
液体-液体互溶	减压蒸馏	原理同蒸馏，但在过程中降低气压，提高效率

第二节　化学分离方法

化学分离方法中以沉淀分离法较为常见，其原理是利用某些试剂与待分离物质或杂质发生化学反应生成沉淀，通过保留溶液或分离沉淀以达到分离化合物的目的。如果待分离化合物生成沉淀，这种沉淀必须是可逆的或者可以直接测定的沉淀物，再根据化学计量关系求出被测成分含量。若使杂质生成沉淀，则可以是不可逆的沉淀反应。沉淀分离法原理简单，无需特殊仪器设备，目前仍应用于样品前处理和工业生产中。

一、无机沉淀剂沉淀分离法

无机沉淀剂种类多样，其对应形成的沉淀类型也很多，此处以形成氢氧化物沉淀分离法为例进行介绍。氢氧化物沉淀分离法能使离子形成 $Fe(OH)_3$ 和 $Al(OH)_3$ 等氢氧化物沉淀，该法应用时，为了使氢氧化物沉淀完全，关键在于根据实际情况，恰当选择和严格控制溶液的 pH。pH 偏低，氢氧化物沉淀不完全；pH 偏高，许多两性物质将会溶解。氢氧化物沉淀分离时常用 NaOH 溶液等试剂来控制溶液的 pH，见表 13-2。

表 13-2　氢氧化物沉淀分离时溶液 pH 的控制试剂

控制试剂	控制 pH 范围	使用情况
NaOH 溶液	pH≥12	两性金属离子和非两性金属离子的分离
氨和氯化铵缓冲溶液	pH 在 9 左右	常用于沉淀不与 NH_3 形成配离子的许多种金属离子，亦可使许多两性金属离子沉淀成氢氧化物沉淀

氢氧化物沉淀分离法的选择性较差，且共沉淀现象较为严重。为了改善沉淀性能，减少共沉淀现象，沉淀作用应在较浓的热溶液中进行，使生成的氢氧化物沉淀含水分较少，结构较紧密，体积较小，吸附杂质的机会减小。沉淀完毕后加入适量热水稀释，使吸附的杂质离开沉淀表面转入溶液，从而获得较纯的沉淀。

二、有机沉淀剂沉淀分离法

有机沉淀剂的选择性和灵敏度较高，生成的沉淀性能较好，在分离纯化过程中具有一定的优越性，应用普遍。有机沉淀剂与金属离子形成的沉淀主要有螯合物沉淀、缔合物沉淀和三元配合物沉淀。

1. 形成螯合物（即内络盐）沉淀

所用的有机沉淀剂常具有下列官能团：—COOH、—OH、=NOH、—SH、—SO_3H 等，这些官能团中的 H^+ 可被金属离子置换。同时在沉淀剂中还含有另外一些官能团，这些官能团具有能与金属离子形成配位键的原子，如 N。即在一分子有机沉淀剂中具有不止一个可键合的原子，因而这种沉淀剂能与金属离子形成具有五元环或六元环的螯合物。例如，8-羟基喹啉与 Mg^{2+} 的作用可简单表示为

$$2\text{(8-羟基喹啉)} + Mg^{2+} \longrightarrow \text{8-羟基喹啉镁} \downarrow$$

8-羟基喹啉　　　　　　　　　　8-羟基喹啉镁

这类螯合物不带电荷，含有较多的疏水性基团，因而难溶于水。这类有机沉淀剂所形成螯合物的溶解度大小及其选择性，都与沉淀剂本身的结构有关。在其结构中憎水性基团的增大，如以—C_2H_5 代替—CH_3 可使沉淀的溶解度减小。

2. 形成缔合物沉淀

所用的有机沉淀剂在水溶液中解离成带正电荷或带负电荷的大体积离子。沉淀剂的离子与带不同电荷的金属离子或金属配离子缔合，成为不带电荷的难

溶于水的中性分子而沉淀。例如氯化四苯砷、四苯硼钠等，它们形成沉淀的反应如下：

$$(C_6H_5)_4As^+ + MnO_4^- \Longrightarrow (C_6H_5)_4AsMnO_4 \downarrow$$

$$B(C_6H_5)_4^- + K^+ \Longrightarrow KB(C_6H_5)_4 \downarrow$$

一种有机沉淀剂能与什么金属离子形成沉淀，取决于沉淀剂分子中的官能团。如含有——SH 基的沉淀剂可能与易生成硫化物的金属离子形成沉淀；含有—OH 基的沉淀剂，可能与易生成氢氧化物的金属离子形成沉淀；含有氮或氨基的沉淀剂易与金属离子形成螯合物沉淀。

3. 形成三元配合物沉淀

这是泛指被沉淀的组分与两种不同的配体形成三元混配配合物或三元离子缔合物。例如，在 HF 溶液中，硼与 F^- 和二安替比林甲烷及其衍生物所形成的三元离子缔合物就属于这一类。二安替比林甲烷及其衍生物在酸性溶液中形成阳离子，可与 BF_4^- 配阴离子缔合成三元离子缔合物沉淀，如下所示：

$$\left[\begin{array}{c} R \\ H_3C-C=C-CH-C=C-CH_3 \\ H_3C-N \quad C \quad C \quad N-CH_3 \\ \quad \quad O \cdots H \cdots O \\ C_6H_5 \quad \quad C_6H_5 \end{array} \right]^+ BF_4^-$$

（R可以是H、C_3H_7、C_6H_5等）

形成三元配合物的沉淀反应不仅选择性好、灵敏度高，而且生成的沉淀组成稳定、摩尔质量大，作为重量分析的称量形式也较合适。三元配合物不仅应用于沉淀分离中，也应用于分析化学的其他方面，如吸光光度法等。沉淀分离法主要用于常量待测组分的分离。当待测组分为微量或痕量组分时，则可利用沉淀法除去试样中常量的干扰组分，或利用共沉淀分离法对微量组分进行富集。如大米中含有直链淀粉与支链淀粉，因分子结构的差异性，直链淀粉在溶液状态下分子伸展时易与一些极性有机物(如醇类、脂肪酸等)通过氢键形成结晶性化合物而沉淀，可以采用此法沉淀法分离提纯淀粉。

第三节 色谱法分离

一、概述

色谱法又称层析法，是利用物质的物理或物理化学性质不同而进行分离分析的方法。该法的最大特点是分离效率高，它能把各种性质极相类似的组分彼此分离，而后分别加以测定。

色谱法是俄国植物学家茨维特（Tswett）于 1906 年首先提出的。他在研究植物叶色素成分时，使用了一根竖直的玻璃管，管内充填碳酸钙，然后将植物叶的石油醚浸取液由柱的顶端加入，并继续用纯石油醚淋洗。植物叶中的不同色素在柱内得到分离，形成不同颜色的谱带，茨维特称这种分离方法为"色谱法"。随着色谱技术的发展，色谱对象已不再限于有色物质，但色谱一词沿用下来。20 世纪 30～40 年代，相继出现了薄层色谱法和纸色谱法，再与原先的柱色谱法统称为经典液相色谱法。

从经典液相色谱的普及，到气相色谱和高效液相色谱的发展完善，再到超临界色谱等不断涌现，尤其是多谱联用技术的成熟，色谱法已成为一类重要而常用且发展最快的分离、分析手段。

二、原理和作用

色谱法中有两项，其中填充在柱子内或其他载体上固定不动的称为固定相，能够携带待分离样品移动的称为流动相，流动相一般为气体或液体。色谱分离过程就是把待分离的混合物加到固定相中，再不断加入流动相进行洗脱。不同物质在两相之间的分配会不同，这使其随流动相运动速度各不相同，随着流动相的运动，混合物中的不同组分在固定相上相互分离，再依次收集分离出来的成分即可（图 13-1）。色谱法的原理是待分离物质分子在固定相和流动相之间分配平衡的过程。

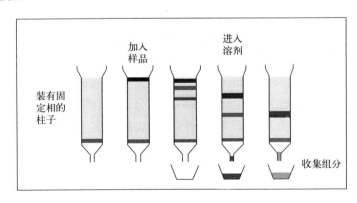

图 13-1　色谱分离过程

对于一些结构复杂或者性质类似的化合物，色谱法能够起到很好的分离效果。除分离作用外，像气相色谱和高效液相色谱等常用于化合物的定性和定量分析。色谱法具有应用范围广、分离效率高、灵敏度高等优势。

三、分类

色谱法发展非常迅速，其分类也有多个维度，可以按照两项的状态、操作形式和分离机制等进行分类，见图 13-2。

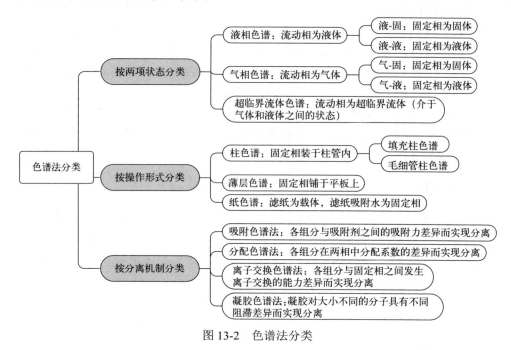

图 13-2　色谱法分类

第四节　柱色谱法

柱色谱法（column chromatography，CC）又称柱层析法，是最早出现的一种色谱法。操作时将固定相填充在玻璃管中，待分离混合物加到固定相顶部，后从柱顶加入流动相，靠重力自上而下通过固定相实现分离。根据分离机制，柱色谱法可以分为吸附柱色谱法、分配柱色谱法、离子交换柱色谱法和凝胶柱色谱法，本章主要学习吸附柱色谱法相关内容。

一、固定相

吸附柱色谱以吸附剂作为固定相，吸附剂一般是多孔性微粒物质，具有较大的吸附表面和吸附中心，与待分离物质和流动相均不发生化学反应。常见的吸附剂有硅胶、氧化铝、聚酰胺和大孔树脂等。各吸附剂特点见表 13-3。

表 13-3　各吸附剂特点

吸附剂	特点
硅胶	微酸性，适用于分离酸性或中性物质
氧化铝	酸性氧化铝（pH 4.0~5.0）：分离酸性和中性物质，如氨基酸、有机酸等 碱性氧化铝（pH 9.0~10.0）：分离碱性或中性物质，如生物碱等 中性氧化铝（pH 7.5）：均适用
聚酰胺	酰胺聚合而成的高分子化合物，主要用于酚类、酸类、硝基类等化合物的分离
大孔树脂	通过产生氢键吸附被分离物质，主要用于水溶性化合物的分离

二、流动相

流动相具有洗脱作用，其洗脱能力决定于流动相占据吸附剂表面活性中心的能力。极性强的流动相分子占据吸附剂表面活性中心的能力强，洗脱能力强，相反极性弱的流动相分子洗脱能力弱。在分离时候，需要根据不同化合物的极性选择流动相，遵循"相似相溶"原理，通常分离极性小的化合物，选用极性小的溶剂；分离极性大的化合物，选用极性大的溶剂。

三、操作方法

1. 装柱

（1）干法装柱　将吸附剂一次加入色谱柱，振动管壁使其均匀下沉，然后沿管壁缓缓加入洗脱剂；若色谱柱本身不带活塞，可在色谱柱下端出口处连接活塞，加入适量的洗脱剂，旋开活塞使洗脱剂缓缓滴出，然后自管顶缓缓加入吸附剂，使其均匀地润湿下沉，在管内形成松紧适度的吸附层。操作过程中应保持有充分的洗脱剂留在吸附层的上面。

（2）湿法装柱　将吸附剂与洗脱剂混合，搅拌除去空气泡，徐徐倾入色谱柱中，然后加入洗脱剂将附着在管壁的吸附剂洗下，使色谱柱面平整。填装吸附剂所用洗脱剂从色谱柱自然流下，至液面和柱表面相平时，即加供试品溶液。湿法装柱效果较好，是经常使用的方法。

2. 加样

将待分离样品小心加到柱的顶部，加样完毕，打开柱子下端活塞，使溶液缓缓流下至页面与吸附剂顶面齐平，然后用少量洗脱剂冲洗盛装样品溶液的容器 2~3 次，一并轻轻加入色谱柱内。

3. 洗脱

洗脱剂可以是单一的溶剂，也可以是混合的溶剂。通常按洗脱剂洗脱能力大小递增变换洗脱剂的品种和比例，分步收集流出液，至流出液中所含成分显著减少或不再含有时，再改变洗脱剂的品种和比例。操作过程中应保持有充分的洗脱剂留在吸附层的上面。

第五节　薄层色谱法

薄层色谱法（thin layer chromatography，TLC）是在平面上进行的分离，是将适量的固定相涂布于玻璃板、塑料或铝基片上，形成均匀的薄层；将待分离样品与相应的对照物点于薄层板的一端，在展开容器内用适宜的溶剂（展开剂）展开，使样品中所含成分分离，采用适合的显色剂或其他显色方法进行显色，再将供试品色谱与对照物色谱比较，或采用薄层扫描仪扫描，进行鉴别、检查，或含量测定的方法。薄层色谱法具有设备简单，分析速度快，分离效率高，结果直观等优点，已成为一种极有价值的分离分析方法，并且可以作为柱色谱流动相条件选择的预备方法。在《中国药典》（2020年版）中收录了大量的薄层色谱鉴别实例。

一、原理

薄层色谱法是利用各成分对同一吸附剂吸附能力不同，使在移动相（展开剂）流过固定相（吸附剂）的过程中，连续的产生吸附、解吸附、再吸附、再解吸附，从而达到各成分的互相分离的目的。

二、吸附剂（固定相）

吸附薄层色谱中所用的吸附剂和吸附柱色谱中所用的吸附剂基本相似，但在薄层色谱中要求吸附剂的颗粒更细。颗粒太大，展开速度快，展开后斑点宽，分离效果差；颗粒太小，展开速度慢，容易产生拖尾现象。吸附剂粒径大小分为普通薄层板（10～40μm）和高效薄层板（5～10μm），常见的吸附剂有硅胶、氧化铝、硅藻土等。

三、展开剂（流动相）

薄层色谱中展开剂的选择原则和柱色谱中洗脱剂的选择原则相似，都遵循"相似相溶"原则。分离极性大的化合物，选用极性大的展开剂，分离极性小的化合物，选用极性小的展开剂。一般先采用单一溶剂作为展开剂，效果不佳时，再可以考虑改用混合溶剂做展开剂。

四、操作方法

1. 铺板

将吸附剂均匀铺在薄板上，形成厚度一致的薄层，一般使用玻璃板来涂铺固定相，要求光滑、平整、洗净后不附水珠。用含黏合剂的吸附剂所铺的板称为硬板，否则则为软板，两者的区别见表 13-4。黏合剂的作用是让吸附剂更加固定在玻璃板上，常用的黏合剂有羧甲基纤维素钠（CMC-Na）和煅石膏（G）。

表 13-4 硬板和软板的区别

类型	特点	优劣势
硬板	吸附剂中含有黏合剂	湿法铺板，分离效果好
软板	吸附剂中不含黏合剂	干法铺板，简单、快速，但分离效果差

2. 活化

铺好的薄层色谱板应置于 110℃下烘干 0.5～1 小时，除去吸附水以提高活度，冷却后保存在干燥容器中备用。

3. 点样

取活化后的薄层板，在距离板一端约 2cm 处用铅笔轻轻画一条横线，在横线上用小圆点"·"标示出点样位置点。然后用管口平整的毛细管吸取少量样品后，点在位置点上。点样时需快速、准确，点样量应适中，否则可能会引起斑点拖尾等情况。

4. 展开

在展开缸内提前加入适量展开剂，密封使展开剂蒸气维持饱和状态，将薄层板放入展开缸中，一般选择上行展开或者近水平展开。当展开剂展开到距离薄层板约 2cm 处，取出薄板，并在溶剂前沿用铅笔做好标记，自然晾干或吹风机吹干。见图 13-3。

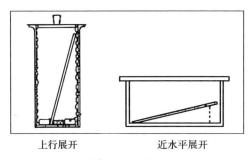

图 13-3 展开

5. 显色

对于有色物质可以直接观察其斑点颜色，其他物质可在紫外灯下观察其斑点颜色，或采用显色剂显色。

6. 计算

计算薄层板上各斑点的比移值（R_f），计算公式为：比移值（R_f）= 原点到斑点中心的距离 / 原点到溶剂前沿的距离。一般而言，R_f值在 0.2～0.8 之间，不同斑点的 R_f 值相差 0.1 左右较为合适。

五、作用

在薄层色谱法中，不同化合物的 R_f 值是不相同的，因此可以将测算出的 R_f 值与文献记载的 R_f 值进行比较，对化合物进行初步的定性分析，有时也可以利用其进行定量分析。总而言之，薄层色谱法在化合物的分离上，操作简便，效果良好，同时也可用于化合物的辅助定性和定量分析。

知识小结

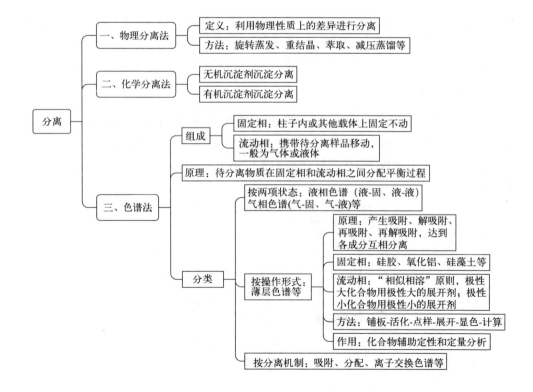

课后检测

一、选择题

1. 针对固体和液体互相溶解的体系，可以采取下列哪种方法进行分离（   ）？
   A. 过滤　　　　B. 结晶　　　　C. 分液　　　　D. 蒸馏
2. 减压蒸馏可以用于下列哪种体系的物质分离（   ）？
   A. 固体-固体互溶　　　　　　B. 固体-固体不互溶
   C. 液体-液体不互溶　　　　　D. 液体-液体互溶
3. 流动相为液体，固定相为固体的色谱法称为（   ）？
   A. 液-固色谱　　　　　　　　B. 液-液色谱
   C. 固-液色谱　　　　　　　　D. 固-固色谱
4. 利用各组分与吸附剂之间的吸附差异而实现分离的是（   ）。
   A. 分配色谱　　　　　　　　B. 离子交换色谱
   C. 吸附色谱　　　　　　　　D. 凝胶色谱
5. 铺好的薄层色谱板应置于（   ）下进行活化。
   A. 60℃　　　　B. 80℃　　　　C. 110℃　　　　D. 150℃

二、填空题

1. 旋转蒸发相比较于蒸发，其优势在于_____。
2. 色谱法中填充在柱子内固定不动的称_____，携带待分离样品移动的称_____。
3. 流动相为气体的色谱称为_____。
4. 柱色谱流动相选择应遵循_____原理，分离极性小的化合物，选用极性_____溶剂。
5. 比移值（R_f）的计算是原点_____的距离 / 原点到_____的距离，其较合理的范围是_____。

三、分析题

薄层色谱法在化合物的分离和分析上发挥着巨大作用，根据所学知识，描述其操作流程？

实训 薄层色谱板的制备与应用

（一）实训目的

1. 学会硅胶薄层板的制备方法。
2. 熟练掌握薄层色谱的基本操作。
3. 学会硅胶薄层色谱检查挥发油的方法。

（二）实训内容

薄层色谱法常用于各类化学成分的分离和检识。根据薄层板在制备过程中是否加入黏合剂，将制备的薄层板分为硬板和软板两种。加入黏合剂制得的薄层板称为硬板，不加黏合剂制得的薄层板称为软板。吸附剂硅胶多制成硬板。硅胶薄层色谱在一般情况下是吸附色谱，利用吸附剂对混合物中各成分的吸附能力不同而达到相互分离。硅胶是极性吸附剂，极性大的成分被吸附牢固，不易被展开，R_f 值小；反之，化合物极性小，被吸附弱，易被展开，R_f 值大。同一化合物在已选定某种吸附剂时所表现的 R_f 值大小，主要取决于展开剂的极性大小，即所用的展开剂极性大，所对应的 R_f 值大；展开剂极性小，所对应的 R_f 值也小。

（三）实训仪器及试剂

1. 仪器

水浴锅、电子天平、烧杯、玻璃棒、玻璃板、研钵、展开缸、紫外灯、铅笔、毛细管。

2. 试剂

羧甲基纤维素钠（CMC-Na）、GF254 硅胶、石油醚（30～60℃）、石油醚（30～60℃）-乙酸乙酯（85∶15）、香草醛-60%硫酸试剂、供试品溶液（自制薄荷油的乙醇溶液）、对照品溶液（薄荷脑对照品的乙醇溶液）。

（四）实训步骤

1. 羧甲基纤维素钠（CMC-Na）溶液的配制

（1）配制质量浓度为 0.5%～1%的 CMC-Na 溶液 200mL。

（2）将称好的 CMC-Na 加入所需水量的 4/5，让其充分溶胀后，再加热煮沸，然后将剩余水慢慢加入。加热搅拌使完全溶解，取溶液的上清液使用。

2. 制板

(1) 取适量 GF254 硅胶与适量的 CMC-Na 溶液（$m_{GF254} : V_{CMC-Na} = 1 : 3$，实际两者的比例，各小组根据情况自定）搅拌混合均匀。使所有硅胶全部润湿，不能含有气泡。

(2) 取干净玻璃板，将混合液倾倒在玻璃板上，轻轻振动，使涂布均匀，水平放置，待其彻底干燥活化备用。

3. 应用

取薄层色谱板，在距底边 1.5~2cm 处用铅笔绘一条起始线，标记两个等距离原点位置，分别用毛细管吸取适量的供试品溶液、对照品溶液点于标记的原点上，斑点直径不要超过 2~3mm。待溶剂挥发后，迅速将薄层板置于盛有石油醚（30~60℃）-乙酸乙酯（85：15）展开剂的色谱缸内，密闭展开至薄层板中线处取出，挥去展开剂，再放入盛有石油醚（30~60℃）展开剂的色谱缸中展开至接近薄层板顶端时取出，用铅笔绘下溶剂前沿，挥去展开剂，立即喷洒香草醛-60%硫酸显色剂，或在紫外灯下显色。计算薄荷脑的 R_f 值。

第十四章 分析鉴定

学习目标		
知识点	技能点	思政点
① 了解定量分析方法概述 ② 熟悉滴定分析方法 ③ 掌握仪器分析方法的原理和作用	① 能够根据样品特点，选择合适的分离纯化方法 ② 能够初步运用柱色谱、薄层色谱法对多组分样品进行分离纯化	① 培养学生严谨的工作态度和实事求是的工作作风 ② 告诫学生合理利用资源，培养学生具备节能环保理念

课堂导入：
　　道地药材是指在一特定自然条件、生态环境的地域内所产的药材，具有品质佳、疗效好等优点。衢枳壳是常山胡柚干燥未成熟的果实，具有止咳化痰、清热解毒、抗氧化等功效，其主要成分是黄酮类等。请问，可以采用哪些方法测定衢枳壳中的黄酮类含量？

　　对于经分离纯化后的化合物，有必要对其结构进行分析鉴定，这就属于分析化学的范畴。分析化学是研究物质化学组成、含量和结构的分析方法及有关理论和操作技术的一门学科，主要内容包含了定性分析、定量分析和结构分析，以鉴定物质的化学组成、测定物质有关组分的相对含量和确定物质的化学结构为任务。分析化学的应用几乎涵盖了我们生活的方方面面，特别是在医药卫生领域，分析药物活性成分的含量、作用机制、血药浓度，研究药代动力学等都离不开分析化学。

第一节 定量分析法

　　定量分析是分析化学的一个重要分支，以准确测定试样中有关组分的相对含量为首要任务。根据测定原理和操作方法不同，一般可分为化学分析法和仪器分析法两类。

一、化学分析法

　　化学分析法是利用物质特定的化学反应为基础的一种分析方法，历史悠久，是分析化学的基础,又被称为经典分析法,主要包括重量分析法和滴定分析法。

1. 重量分析法

通过化学反应将试样中待测组分与其他组分分离,然后测定待测组分反应前后的重量差,来计算试验中待测组分含量。重量分析法准确度较高,但是操作复杂、烦琐。

2. 滴定分析法

通过一种已知准确浓度的标准溶液与待测物质按照化学计量关系完全反应,然后根据所加标准溶液的体积和浓度来计算待测组分含量。根据标准溶液与待测物质化学反应类型的不同,可分为酸碱滴定法、沉淀滴定法、配位滴定法和氧化还原滴定法。滴定分析法操作简单,结果准确,应用范围广,但是作为传统分析方法,滴定分析对于微量成分的分析灵敏度不够,并且不能满足现代快速分析的要求,因此需要仪器分析。

二、仪器分析法

仪器分析法是利用仪器对物质的物理或物理化学性质进行分析的一种方法,具有灵敏度高、取样量少、快速准确等特点。自20世纪30年代问世以来,发展迅速,应用前景十分广阔。主要有电化学分析法、光学分析法、色谱分析法,详见图14-1。

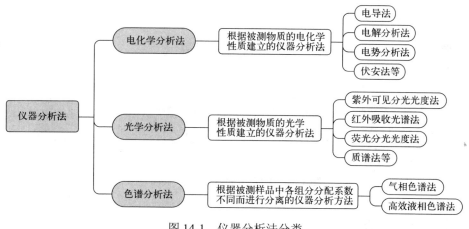

图14-1 仪器分析法分类

拓展阅读:定量分析过程

第二节 滴定分析法

一、概述

滴定分析法是将一种已知准确浓度的试剂溶液即滴定液,滴加到被测物质溶液中,直到所滴加的滴定液与被测组分按化学计量关系定量反应完全为止,根据所滴加的滴定液的浓度和体积,计算待测组分含量的分析方法。滴定分析法具有操作简单、测定快速、应用范围广的优点,在常量分析中有较高的准确度。

滴定是指将滴定液由滴定管滴加到被测物质溶液中的操作过程。当滴定液与被测组分两者的物质的量恰好符合化学反应式所表示的化学计量关系时,即两者完全反应,达到了化学计量点。当滴定反应达到化学计量点时,往往没有任何肉眼可见的变化,因此,实际滴定中,为了准确达到化学计量点,常在被测溶液中加入一种辅助试剂,借助其颜色变化,作为判断化学计量点是否准确达到终止滴定的信号,这种辅助试剂称为指示剂。在滴定过程中,指示剂恰好发生颜色变化的转折点称为滴定终点。化学计量点和滴定终点在大多数情况下不一致。

但并不是所有的化学反应都能用于滴定分析,适合滴定分析的化学反应必须满足一定的条件,见图14-2。

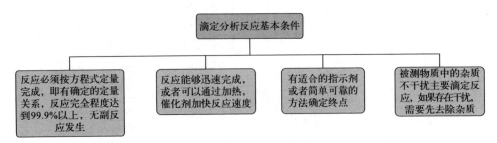

图14-2 滴定分析反应基本条件

二、分类与滴定方式

根据滴定液和被测物质发生的化学反应类型不同,滴定分析法分为四种,见表14-1。

根据滴定方式的不同,滴定分析法主要分为四种。

表 14-1　滴定分析法分类

类型	反应	常见滴定
酸碱滴定法	酸碱中和反应	氢氧化钠滴定盐酸
沉淀滴定法	沉淀反应	银量法测定卤化物、银盐等物质
配位滴定法	配位反应	EDTA 测定金属离子的含量
氧化还原滴定法	氧化还原反应	高锰酸钾测定铁含量

1. 直接滴定法

该法适用对象为符合滴定分析基本条件的化学反应，可以直接用滴定液滴定被测物质。如用氢氧化钠滴定盐酸，属于直接滴定法。

2. 返滴定法

该法也称为回滴定法或剩余滴定法，适用于滴定液与被测物质之间的化学反应较慢，或者被测物质难溶于水（固体试样），或者缺乏合适的指示剂的情况。具体操作方法为先准确加入过量的滴定液至被测物质中，待反应定量完全后，再用另外一种滴定液滴定剩余的滴定液。如固体 $CaCO_3$ 的含量测定，先通过过量并且定量的 HCl 滴定液与 $CaCO_3$ 反应，然后加入 NaOH 滴定液滴定剩余的 HCl 溶液。

3. 置换滴定法

该法适用于滴定液不能与被测物质直接反应，或者不按确定的反应式进行，存在副反应的情况。具体操作方法为先用适当的试剂与被测物质发生反应，先置换出一种能被直接滴定的物质，然后再用滴定液滴定置换出的物质。如药用硫酸铜的含量测定，首先通过 Cu^{2+} 与 I^- 发生化学反应，置换出 I_2，然后用 $S_2O_3^{2-}$ 滴定液与 I_2 反应，测定含量。

4. 间接滴定法

当被测物质不能与滴定液直接发生反应时，可将被测物质通过一定的化学反应后，再与滴定液反应，这种滴定方式称为间接滴定法。

三、酸碱滴定法

酸碱滴定法是以质子转移为基础的滴定分析方法，通过滴定操作测定酸或碱的含量。该方法操作简单，准确度较高，应用较为广泛。

拓展阅读：酸碱理论

1. 酸碱指示剂变色原理

由于酸碱中和反应一般无明显的外观变化，通常需要借助指示剂的颜色变化，判断是否达到滴定终点。酸碱指示剂一般具有以下两个特点，一是有机弱酸或有机弱碱，二是能够在溶液中发生部分解离，并且解离前后，结构发生变化，颜色也随之发生变化。

$$HIn \rightleftharpoons H^+ + In^-$$

酸式结构（酸式色）　　　　　碱式结构（碱式色）

常用酸碱指示剂详见表14-2。

表 14-2　常用的酸碱指示剂

指示剂	pH 变色范围	酸式色	碱式色
甲基橙	3.1～4.4	红	黄
甲基红	4.4～6.2	红	黄
甲基黄	2.9～4.0	红	黄
酚酞	8.0～10.0	无	红
百里酚酞	9.4～10.6	无	蓝
溴百里酚酞	6.2～7.6	黄	蓝
溴酚蓝	3.1～4.6	黄	紫
百里酚蓝	1.2～2.8	红	黄

2. 影响指示剂变色范围的因素

（1）温度　温度会影响指示剂结构变化反应的速度，指示剂的变色范围也会改变。因此，滴定反应应该在室温下进行。

（2）溶剂　溶剂不同同样会影响指示剂变化反应，导致变色范围改变。

（3）指示剂的用量　指示剂的用量要适当，过多或过少会影响颜色的深浅，导致变色终点不敏锐。另外，指示剂本身就是弱酸或弱碱，如果过多，会消耗一定量的滴定液，影响滴定终点的准确性。

（4）滴定顺序　一般情况下，指示剂的颜色变化由浅到深，或者无色变为有色，这样有助于滴定终点的观察，保证变色敏锐性。

3. 酸碱滴定类型和指示剂的选择

在酸碱滴定过程中，以加入滴定液的体积为横坐标，以溶液的pH为纵坐标，绘制而成的曲线称为酸碱滴定曲线。不同类型的酸碱滴定过程中pH的变化特点，滴定曲线的形状和指示剂的选择都不相同。酸碱滴定的类型主要有强酸（强碱）

的滴定、一元弱酸（弱碱）的滴定和多元酸（碱）的滴定三种类型。

指示剂选择的关键依据是化学计量点前后±0.1%的范围内，溶液 pH 的变化情况。这种在化学计量点前后±0.1%相对误差范围内溶液的 pH 发生突变的现象称为滴定突跃。指示剂的选择原则是指示剂的变色范围应全部或部分处于滴定突跃范围内。

四、沉淀滴定法

沉淀滴定法是以沉淀反应为基础的滴定分析方法。如饲料中水溶性氯化物检测的就可以采用沉淀滴定法。

1. 沉淀滴定法条件

生成沉淀的反应很多，但是能够用于沉淀滴定分析的较少，因用于沉淀滴定分析的化学反应必须符合相应的条件，见图 14-3。

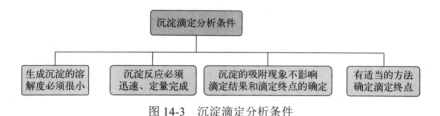

图 14-3 沉淀滴定分析条件

2. 银量法

银量法是利用生成难溶性银盐反应的沉淀滴定法，是目前较为常用的沉淀滴定分析，常用于测定含 Cl^-、Br^-、I^-、SCN^-、Ag^+ 等化合物的含量。

$$Ag^+ + Cl^- \rightleftharpoons AgCl \downarrow$$

$$Ag^+ + SCN^- \rightleftharpoons AgSCN \downarrow$$

根据确定滴定终点时所用的指示剂不同，银量法分为铬酸钾指示剂法、铁铵矾指示剂法以及吸附指示剂法。以铬酸钾指示剂法为例，其又称为莫尔法，测定原理是在中性或弱碱性溶液中，以铬酸钾为指示剂，以硝酸银为滴定液，直接测定氯化物或溴化物的含量，以砖红色的 Ag_2CrO_4 沉淀的生成指示滴定终点。

滴定终点前的沉淀反应为：

$$Ag^+ + Cl^- \rightleftharpoons AgCl \downarrow （白色）$$

滴定终点时的沉淀反应为：

$$2Ag^+ + CrO_4^{2-} \rightleftharpoons Ag_2CrO_4 \downarrow （砖红色）$$

五、配位滴定法

配位滴定法是以配位反应为基础的滴定分析法，能用于配位滴定分析的配位反应必须具备生成的配合物必须稳定且易溶于水，配位反应必须按照一定的计量关系进行，配位反应速度快以及有适当的方法指示滴定终点等条件。

许多无机配位剂与金属离子逐级形成简单配合物，各级的稳定常数相近，定量关系不易确定，并且稳定性差。因此，大多数无机配位剂不能用于滴定，而应用较多的是有机配位剂。目前最常用的配位剂是乙二胺四乙酸（简称 EDTA），通常所谓的配位滴定法，主要是指 EDTA 滴定分析法，常用于金属离子含量的测定。例如测定水中钙盐和镁盐的含量，即水的总硬度值，或用于测定含金属离子的各类药物的含量，如复方氢氧化铝等。

乙二胺四乙酸结构式

拓展阅读：配位化合物概念及组成

六、氧化还原滴定法

氧化还原滴定法是以氧化还原反应为基础的滴定分析方法，能用于氧化还原滴定分析的反应必须具备反应速度快，反应必须按照化学反应式的计量关系定量完成且无副反应发生，有适当的方法指示滴定终点等条件。根据氧化还原滴定分析法使用的滴定液不同，将氧化还原滴定法分为以下几类，高锰酸钾法、碘量法、亚硝酸钠法和其他氧化还原滴定法。如液态海藻碘类产品中碘含量的测定就可以采用氧化还原滴定法。

第三节　紫外-可见分光光度法

根据待测物质（原子或分子）发射或吸收的电磁辐射，以及待测物质与电磁辐射的相互作用而建立起来的定性、定量和结构分析方法，统称为光学分析法。根据物质与辐射能间作用的性质不同，光学分析法分为光谱法和非光谱法。

当物质与辐射能作用时，物质内部发生能级跃迁，记录由能级跃迁所产生的辐射能强度随波长（或相应单位）的变化，所得到的图谱称为光谱。常见电磁波谱波长范围如图 14-4 所示。利用物质的光谱特征进行定性、定量和结构分析的方法称为光谱分析法，简称光谱法，如紫外光谱法、可见光谱法和红外光谱法等。通过测量电磁辐射的某些基本性质（反射、折射、干涉、衍射和偏振）的变化的分析方法称为非光谱法。

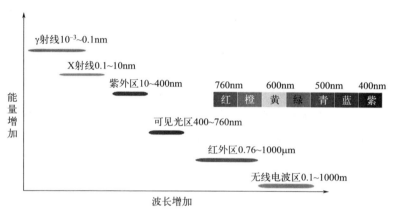

图 14-4 常见电磁波谱波长范围

一、概述

研究物质在紫外（200～400nm）-可见光（400～760nm）区分子吸收光谱的分析方法称为紫外-可见分光光度法（UV-Vis）。具有以下特点。

（1）灵敏度高 常用于微量组分分析，可检测到每毫升溶液中含有的 10^{-7}g 的物质。

（2）准确度和精密度较高 定量分析中相对误差一般为 1%～3%。

（3）选择性较好 一般在多组分共存的溶液中，可对某一种组分进行单独分析。

（4）仪器设备简单 仪器价格较低，分析速度快，操作简单，易于普及。

（5）应用范围广 可用于测定绝大多数有机物和无机物，在工农业生产、科学研究、医药卫生领域应用广泛。

二、基本原理

1. 透光率和吸光度

当一束平行的单色光垂直通过任何一种均匀、无散射现象的体系，如真溶液时，光路一般分为三部分，一部分被溶液吸收，一部分被器皿表面反射，其余部分透过溶液，可用公式表达为：

$$I_0 = I_a + I_t + I_r$$

式中，I_0 为入射光的强度，I_a 为溶液吸收光的强度，I_t 为透过光的强度，I_r 为反射光的强度。

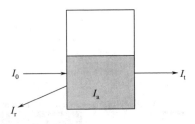

但是在分光光度分析法测定过程中，要求被测溶液与参比溶液在完全相同的条件下分析，因此被器皿反射的光部分完全相同，可以相互抵消，所以可以简化为：

$$I_0 = I_a + I_t$$

用 $\dfrac{I_t}{I_0}$ 表示光线透过溶液的强度，数值常用百分数表示，称为百分透光率或透光率，用 T 表示。即：

$$T = \frac{I_t}{I_0} \times 100\%$$

溶液的透光率大，表示它对光的吸收越小，反之，透光率越小，表示对光的吸收程度越大。因此，透光率的倒数反映了物质对光的吸收程度，用 $\lg \dfrac{1}{T}$ 作为吸光度，用 A 表示。即：

$$A = \lg \frac{1}{T} = -\lg T = \lg \frac{I_0}{I_t}$$

2. 吸收光谱

以波长 λ 为横坐标，吸光度 A 为纵坐标所绘制的曲线，称为吸收光谱曲线，又称为吸收光谱。在吸收曲线上，吸收最大且比左右相邻都高之处称为吸收峰，吸收峰对应的波长称为最大吸收波长，用 λ_{max} 表示，比左右相邻都低之处称为吸收谷，吸收谷对应的波长称为最小吸收波长，用 λ_{min} 表示，在吸收峰旁形状像肩的小曲折称为肩峰，对应的波长用 λ_{sh} 表示，吸收曲线上波长最短的一端，呈现较强吸收但不成峰形的部分称为末端吸收，如图 14-5 所示。

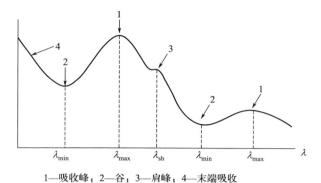

1—吸收峰；2—谷；3—肩峰；4—末端吸收

图 14-5　物质的吸收光谱示意图

不同物质具有不同的吸收光谱，其吸收峰和吸收谷等主要参数不一样，这是定性分析的基础。同一物质，在相同条件下，不同浓度的溶液，其吸收光谱相似，但物质浓度越大，其吸光度也越大，这是定量分析的基础。见图 14-6。

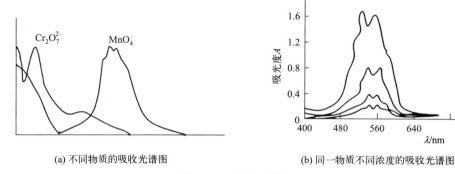

(a) 不同物质的吸收光谱图　　　(b) 同一物质不同浓度的吸收光谱图

图 14-6　吸收光谱图

三、朗伯-比尔定律

当一束平行的单色光通过均匀、无散射现象的某一含有吸光物质的溶液时，在入射光的波长、强度、溶液温度等条件不变的情况下，溶液的吸光度（A）与溶液的浓度（c）和液层厚度（L）的乘积成正比，即 $A = K \cdot L \cdot c$，称为光的吸收定律，即朗伯-比尔定律。

朗伯-比尔定律是各类分光光度法进行定量分析的理论依据，不仅适用于可见光，也适用于紫外光和红外光，不仅适用于均匀、无散射的溶液，也适用于均匀、无散射的固体和气体。吸光度具有加和性，在多组分体系中，如果各种吸光物质不相互影响，则朗伯-比尔定律仍然适用，体系总的吸光度是各组分吸光度之和。

朗伯-比尔定律中的常数 K 为吸光系数，其物理意义是吸光物质在单位浓度及单位厚度时的吸光度。表示了物质对光的吸收能力，与物质的性质，入射光的波长及温度等因素有关。

根据溶液浓度所用单位不同，吸光系数有以下两种表示方法。

(1) 摩尔吸光系数　其物理意义是溶液浓度为 1mol/L，液层厚度为 1cm 时，在一定波长下测得的吸光度。用 ε 表示，单位为 L/(mol·cm)，即：

$$A = \varepsilon cL$$

(2) 百分吸光系数　其物理意义是溶液浓度为 1%（即 1g/100mL），液层厚度为 1cm 时，在一定波长下测得的吸光度。用 $E_{1cm}^{1\%}$ 表示，单位为 mL/(g·cm)，即：

$$A = E_{1cm}^{1\%} cL$$

ε 与 $E_{1cm}^{1\%}$ 的关系为：

$$\varepsilon = \frac{M}{10} E_{1cm}^{1\%}$$

式中，M 为吸光物质的摩尔质量。

实际操作过程中，物质的摩尔质量可能无法获得，无法使用摩尔吸光系数时，则可以使用百分吸光系数。

四、紫外-可见分光光度计

紫外-可见分光光度计是在紫外可见光区选择任意波长的光测定溶液吸光度或透光率的仪器。一般由光源、单色器、吸收池、检测器和信号处理与显示器组成。

1. 光源

紫外-可见分光光度计光源的要求是能够发射足够强度且稳定的连续光源，发光面积小，稳定性好，使用寿命长。常用的光源分为以下两类。

(1) 钨灯或卤钨灯　钨灯又称为白炽灯，是最常用的可见光源，波长范围为 320~2500nm。卤钨灯是在钨灯内填充卤族元素的低压蒸气，减少钨原子的蒸发，发光效率高，使用寿命更长。目前分光光度计多已采用碘钨灯作为可见光区光源。

(2) 氘灯或氢灯　是最常用的紫外光源，可发射 150~400nm 的紫外连续光谱。氘灯的发光强度和使用寿命是氢灯的 3~5 倍，因此现在紫外分光光度计多用氘灯作为紫外光区的光源。

2. 单色器

单色器是将光源发射的复合光分解成单色光并可从中选出一任波长单色光的光学系统。单色器位于吸收池之前，由狭缝、准直镜及色散元件等组成。来自光源的光聚焦于进光狭缝，经过准直镜变成平行光，投射于色散元件上，色散元件将复合光分解成单色光，再经过准直镜将色散后的单色光聚焦于出光狭缝上。转动色散元件的方位，可使所需波长的光从出射狭缝射出。

3. 吸收池

吸收池又称为比色皿或比色杯，是盛放待测溶液和参比溶液以及决定透光液层厚度的器件。吸收池的材质要求在测定波长范围内无吸收，主要有石英石和玻璃两种材质，玻璃吸收池适用于可见光区，石英石吸收池适用于紫外-可见光区。吸收池一般是对面两面光滑，剩下两面毛面，操作时手拿毛面，盛放液体高度为四分之三。

4. 检测器

检测器是利用光电效应将透过吸收池的光信号变成可测的电信号的部件，常用的有光电管、光电倍增管、光电二极管、光电摄像管等，要求灵敏度高、响应速度快、噪声水平低、稳定性好的优点。

5. 信号处理与显示器

信号处理与显示器是将检测器检测到的电信号经过放大并显示出来的装置。常用的有电表指示、数字显示、荧光屏显示、曲线扫描和结果打印。显示方式有透光率、吸光度、浓度和吸光系数等。

第四节 红外吸收光谱法

在电磁波谱中，波长位于 0.76~1000μm 范围内的电磁辐射称为红外线，划分为三个区域，0.78~2.5μm 为近红外区，2.5~50μm 为中红外区，50~1000μm 为远红外区，其中应用最广泛的是波长 2.5~50μm 的中红外区。

红外吸收光谱法（IR）是利用物质分子对红外光的吸收及产生的红外吸收光谱来鉴别分子的组成和结构或定量分析的方法。红外光谱的突出特点是具有高度的特征性，除光学异构体外，每种化合物都有红外吸收光谱。气态、液态和固态样品都可以进行分析，速度快，需要样品量少，广泛应用于有机化合物的定性鉴别和结构分析。

一、红外吸收光谱图

分子中的原子以平衡点为中心,做周期性的相对运动,称为振动。红外吸收光谱主要是由于分子中原子的振动能级跃迁产生的,常用 $T\%$-λ 或 $T\%$-σ 曲线表示红外光谱。波数 σ 为波长 λ 的倒数,单位是 cm^{-1},两者之间的换算公式为:

$$\sigma(cm^{-1}) = \frac{10^4}{\lambda(\mu m)}$$

红外吸收光谱图以波长 λ 或波数 σ 为横坐标,以百分透光率 $T\%$ 为纵坐标,绘制曲线。横坐标表示吸收峰的位置,纵坐标表示吸收峰的强度。见图 14-7。

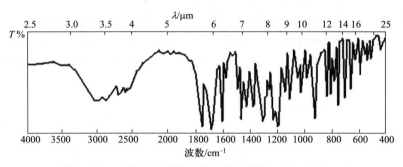

图 14-7 乙酰水杨酸的红外吸收光谱图(KBr 压片)

二、红外吸收光谱特征区和指纹区

在红外光谱中吸收峰的位置和强度取决于分子中各基团的振动形式和所处的化学环境。只要掌握了各种基团的振动频率及其位移规律,就可应用红外光谱来鉴定化合物中存在的基团及其在分子中的相对位置。

按照吸收特征,中红外光谱可划分成 4000～1300cm^{-1} 高波数特征区和 1300～400cm^{-1} 低波数段指纹区两个重要区域。

1. 特征区

特征区内的峰是由伸缩振动产生的吸收带,比较稀疏,容易辨认,常用于鉴定官能团,由称官能团区。主要分为以下三个区域。

(1) 4000～2500cm^{-1} 为 X—H 伸缩振动区,X 可以是 O、N、C 或 S 等原子。O—H 的伸缩振动出现在 3650～3200cm^{-1} 范围内,胺和酰胺的 N—H 伸缩振动出现在 3500～3100cm^{-1}。

(2) 2500～1900cm^{-1} 为二键和累积双键区。主要包括 C≡C、 C≡N 等三键的伸缩振动,以及—C═C═C、—C═C═O 等累积双键的不对称性伸缩振动。

（3）1900～1200cm^{-1} 为双键伸缩振动区。C=O 伸缩振动出现在 1900～1650cm^{-1}，是红外光谱中特征的且最强的吸收峰，是判断酮类、醛类、酸类、酯类以及酸酐等有机化合物的重要依据。

2. 指纹区

波数在 1250～400cm^{-1} 区间为指纹区，主要是 C—H、N—H、O—H 弯曲振动，C—O、C—N 等收缩振动。该区域内吸收峰较为密集，复杂，反映分子内部的细微结构，因此称为指纹区。

三、红外光谱仪

红外光谱仪是利用物质对不同波长的红外线的吸收特征，进行分子结构和化学组成分析的仪器。主要分为两种类型，光栅色散型分光光度计和傅里叶变换红外光谱仪，前者主要用于定性分析，后者用于定性和定量分析检测。

色散型红外分光光度计和紫外、可见分光光度计相似，是由光源、单色器、试样室、检测器和记录仪等组成。由于红外光谱非常复杂，大多数色散型红外分光光度计一般都是采用双光束，这样可以消除 CO_2 和 H_2O 等大气气体引起的背景吸收。傅里叶变换红外光谱仪是 20 世纪 70 年代问世的，由红外光源、干涉仪、试样插入装置、检测器、计算机和记录仪等部分构成。

第五节 其他仪器分析方法

一、核磁共振波谱法

核磁共振波谱法（NMR）是基于特定原子核（如 ^1H、^{13}C、^{19}F）在磁场吸收了与其分裂能级间能量差相对应的能量而产生的共振现象的分析方法。NMR 是一种鉴定有机化合物结构，如可提供分子中原子的连接方式、空间结构等结构信息和研究化学动力学的现代仪器分析方法，在化学、医学、临床研究等领域得到了广泛应用。

目前较为常用的是脉冲傅立叶变换波谱仪，主要由超导磁体、射频脉冲发射系统、核磁信号接收系统和用于数据采集、存储、处理及谱仪控制的计算机系统组成。

二、质谱法

质谱法（MS）是利用离子化技术，将物质分子转化成离子，按其质荷比（离子质量与电荷之比）的差异进行分离测定的分析方法。通过质谱法确定离子的准确质量即可确定化合物的组成。因此，质谱法在测定相对分子质量、鉴别化合物、推断未知化合物的结构、测定分子中卤素原子的数目和复杂样品的分析中应用广泛。

质谱仪主要分为单聚焦和双聚焦质谱仪两种类型。当气态样品通过导入系统进入离子源，被电离成分子离子和离子碎片，由质量分析器将其分离并按照质荷比大小依次进入检测器，经信号放大、记录得到质谱图。仪器主要有进样系统、离子源、质量分析器、离子检测器、记录系统及计算机系统等部分组成。

三、高效液相色谱法

高效液相色谱法（HPLC）是以经典液相色谱为基础发展起来的现代液相色谱法。该法以液体为流动相，采用高压输液系统，将具有不同极性的单一溶剂或不同比例的混合溶剂、缓冲液等流动相泵入装有固定相的色谱柱，在柱内各成分被分离后，进入检测器进行检测，从而实现对试样的分析。该方法具有分离效果好、选择性好、分析速度快、灵敏度高、色谱柱可反复使用和应用范围广等特点，已成为化学、医学、工业、农学、商检和法检等学科领域中重要的分离分析技术，尤其在药物分析应用方面，高效液相色谱法有着不可替代的作用，它对于药物的鉴别、分离、定量测定都有着较高的准确度。

高效液相色谱仪主要包括高压输液系统、进样系统、色谱柱系统、检测系统和数据处理系统。

四、气相色谱法

气相色谱法（GC）是以气体作为流动相的色谱法，可用于化合物的分离、鉴别和定量分析，在医药卫生、石油化工、国防工业等方面都具有重大作用。气相色谱法具有分离效能高、分析速度快等特点。

气相色谱仪主要包括高压载气系统、进样系统、分离系统、检测系统和记录系统。其工作流程为载气（氮气等惰性气体）从高压钢瓶输出后，经减压、稳压、稳流和净化处理，流经气化室，将气态试样带入色谱柱，分离后的各组分依次流出色谱柱，进入检测器，并被转化为强弱不同的电信号，放大后得到色谱流出曲线，进行数据的分析处理。

五、色谱联用

（1）液质联用（HPLC-MS）又叫高效液相色谱-质谱联用技术，它以高效液相色谱作为分离系统，质谱为检测系统。液质联用体现了色谱和质谱优势的互补，将色谱对复杂样品的高分离能力，与MS具有高选择性、高灵敏度及能够提供相对分子质量与结构信息的优点结合起来，在药物分析、食品分析和环境分析等许多领域得到了广泛的应用。

（2）气质联用（GC-MS）是由气相色谱（GC）和质谱检测器（MS）两部分结合起来所组成的。该技术利用气相色谱的分离能力让混合物中的组分分离，并用质谱鉴定分离出来的组分（定性分析）以及其精确的量（定量分析）。气质联用具有非常高的灵敏度，分析范围非常广泛。

知识小结

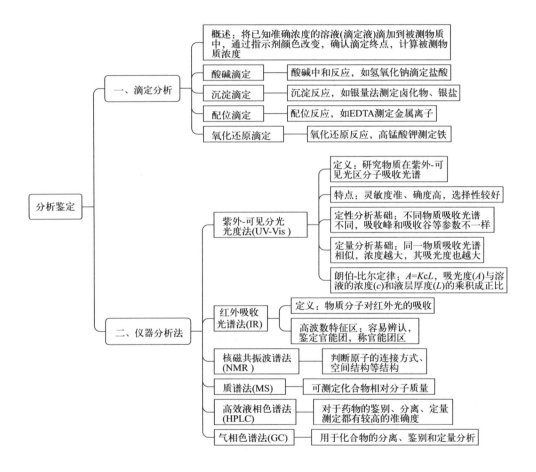

课后检测

一、选择题

1. 滴定分析法是（　　）中的一种分析方法。
A. 化学分析法　　B. 重量分析法　　C. 仪器分析法　　D. 中和分析法

2. 对于滴定分析法，下列说法错误的是（　　）。
A. 以化学反应为基础的分析方法
B. 是药物分析中常用的一种含量测定方法
C. 所有化学反应都可以用于滴定分析
D. 要有合适的方法指示滴定终点

3. 滴定终点是指（　　）。
A. 滴定液和被测物质质量相等时
B. 加入滴定液 30.00mL 时
C. 滴定液和被测物质按化学反应式反应完全时
D. 指示剂颜色发生变化的转变点

4. 酸碱指示剂一般属于（　　）。
A. 无机物　　　B. 有机物　　　C. 有机酸　　　D. 有机弱酸或弱碱

5. 甲基橙的酸式色为（　　）。
A. 红色　　　B. 黄色　　　C. 无色　　　D. 蓝色

6. 以下哪种滴定法常用来测定 Cl^- 含量（　　）。
A. 酸碱滴定法　　　　　　　　B. 沉淀滴定法
C. 配位滴定法　　　　　　　　D. 氧化还原滴定法

7. 以下哪个是紫外-可见分光光度法的缩写（　　）。
A. UV-Vis　　　B. IR　　　C. HPLC　　　D. GC

8. 以下哪个是红外吸收光谱法的缩写（　　）。
A. UV-Vis　　　B. IR　　　C. HPLC　　　D. GC

9. 以下哪个是质谱法的缩写（　　）。
A. UV-Vis　　　B. IR　　　C. HPLC　　　D. MS

10. 以下哪个电磁波谱波长最长（　　）。
A. X 射线　　　B. 紫外区　　　C. 红外区　　　D. 无线电波区

11. 以下哪个电磁波谱能量最大（　　）。
A. X 射线　　　B. 紫外区　　　C. 红外区　　　D. 无线电波区

12. 紫外吸收光谱曲线中，吸收最大且比左右相邻都高之处称（　　）。
A. 吸收谷　　　B. 吸收峰　　　C. 肩峰　　　D. 末端吸收

13. 下列哪种分析方法可以提供分子中原子的连接方式等信息（　　）。
A. MS　　　B. IR　　　C. NMR　　　D. HPLC

二、填空题

1. 滴定分析中，当加入的滴定剂的量与物质的量恰好符合化学计量关系时，称为_____。

2. 酚酞的碱式色为_____。
3. 指示剂的选择原则是指示剂的变色范围应全部或部分处于_____范围内。
4. 配位滴定法中最常用的配位剂是_____。
5. 可见光区的波长范围在_____。
6. 高效液相色谱法的英文缩写为_____，气相色谱法英文缩写为_____，核磁共振波谱法的英文缩写为_____。
7. 溶液的透光率越大，则其吸光度越_____。
8. 根据朗伯-比尔定律 $A=K \cdot L \cdot c$，溶液的吸光度（A）与_____和_____的乘积成正比。
9. 中红外光谱 4000～1300 cm^{-1} 为_____区，1300～400 cm^{-1} 为_____。

三、分析题

2013年4月1日，华东某医院接诊当地一大学生患者，该患者有明显呕吐症状；2日下午，该男子再次就诊，经检验发现肝功能受损，遂留院观察；3日下午，病情趋重，转至该院重症监护室救治；16日抢救无效去世。经查，该患者系寝室饮水机饮用水被投毒所致中毒至死，请结合所学知识，如何采取相关分析检测方法快速确定化合物结构？

实训　酸碱滴定

（一）实训目的

1. 掌握酸碱滴定的基本原理。
2. 学会滴定管的操作和滴定终点的判断。
3. 学会计算待测溶液的浓度。

（二）实训内容

用已知物质的量浓度的酸或碱（标准溶液）来测定未知物质的量浓度的酸或碱（待测溶液或未知溶液）的方法叫做酸碱中和滴定。在滴定终点时，即酸碱恰好反应时，H^+ 的物质的量浓度与 OH^- 的物质的量浓度相等。如果是一元酸与一元碱反应，比如 NaOH 与 HCl 发生反应，即存在以下化学计量关系：$C_{酸}V_{酸} = C_{碱}V_{碱}$。

指示剂的选择原则：指示剂的变色范围与滴定终点的 pH 相近；指示剂的变色范围较窄；指示剂的颜色变化明显并且容易观察。

(三)实训仪器及试剂

1. 仪器

酸式滴定管(下端带有玻璃活塞,只能用于装酸式液体)、碱式滴定管(下端连有橡胶管,管内装有一玻璃珠,控制开关,只能用于装碱式液体)、两用滴定管(聚四氟活塞,既能用于酸式溶液,又能用于碱式溶液的盛放)、铁架台、锥形瓶、滴定管夹。

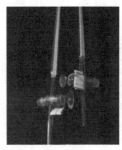
酸式滴定管

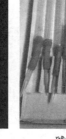
碱式滴定管

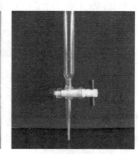
两用滴定管

2. 试剂

NaOH 固体、HCl 溶液、酚酞指示剂。

(四)实训步骤

1. 配制 0.1mol/L 的 NaOH 溶液 200mL,润洗滴定管。
2. 量取已配制好的浓度未知的 HCl 溶液 25~50mL(浓盐酸稀释 100 倍),滴加 2~3 滴酚酞指示剂(0.5%酚酞乙醇溶液:取 0.5g 酚酞,用乙醇溶解,并稀释至 100mL)。
3. 用 NaOH 溶液滴定浓度未知的 HCl 溶液,直至颜色变红,且半分钟内不褪色。
4. 记录所用 NaOH 溶液的量,重复滴定操作 3 次,并计算 HCl 溶液的浓度。

第十五章 合成

学习目标		
知识点	技能点	思政点
① 了解合成的概念；逆合成分析；碳架的改变 ② 熟悉绿色化学的原则；各类化合物的合成方法及相互间转化	能够初步分析和设计化合物合成的合理路线	① 培养勤于学习、善于思考和追求真理的品德 ② 培养求真务实、遵纪守法、开拓创新的职业素养 ③ 加深对党和国家的自豪感，文化自信；激发投身于民族复兴工作中的热情

课堂导入：
紫杉醇在乳腺癌、卵巢癌和肝癌等癌症的治疗上具有优良的疗效以及独特的机制，备受国际关注。最初其主要来源于植物红豆杉的干燥根、枝叶以及树皮，但因含量低，加之红豆杉的植物珍贵，是国家一级保护植物。故大量从植物中提取紫杉醇显然不可行，因此采用有机合成的方式合成其化合物结构成为大量获取紫杉醇的主要途径。请问，化合物的合成需要注意哪些原则，有什么优势？

第一节 概述

现阶段化合物的主要来源之一是从自然界中获取，包括人体、动植物、矿物、海洋生物、能源物质等，很多药物最初就是从自然界中被发现的，如青蒿素、紫杉醇、牛黄、麝香等，但这类来源受到较大的限制，比如不可再生的能源，名贵或者濒危的动植物，而且存在化合物含量较低的现象。

除此之外，化学合成也是化合物的重要来源，在一定程度上能够克服从自然界中获取化合物的各种局限性。化合物合成一般是指利用简单易得的原料，通过化学的方法制取较复杂化合物的过程。既适用于一些结构疗效明确，但是在自然界中含量稀少，或来源途径有限的已知化合物，也适用于在未知领域，能满足人类疾病治疗、健康和生活生产需求的新化合物。

对于一些在药效、选择性、药代动力学性质、理化性质和新颖性等方面有一定作用，通过改造有望发展成为药物的化合物，称为先导化合物（lead compound）。先导化合物是药物研发工作中很重要的基础。

第二节　逆合成分析

大多数的化合物，很难从正向的合成思维去判断其合成方法，因此可以对化合物进行逆合成分析。逆合成分析法又称切断法，是一种通过切断目标化合物的化学键得到最简单、廉价的化合物，再把这些简单化合物按一定的顺序和立体方式逐个地通过合成反应再结合起来，并经过必要的修饰，而得到所要合成的目标化合物。逆合成分析的步骤如下。

（1）根据目标化合物的结构特点，确定对结构中某一化学键或多个化学键进行切断，用"｜"标示在切断处。切断处一般选择连接杂原子（O、N、S等）的化学键上，此类化学键稳定性相对不高，而且在合成过程中容易再连接，有利于合成路线的设计。

（2）切断后产生的假象或实际存在的分子碎片，称为合成子。找出对应于合成子的合成等效体，合成等效体是与合成子相对应且结构简单、稳定的化合物。

（3）以逆合成分析得到的合成等效体为起始原料，根据正向合成思维，写出合成路线及各步的合成反应条件。

以局部麻醉药普鲁卡因的逆合成分析为例，其结构中含有一个酯基，相对不稳定，因此可以优先选择在酯基处进行切断，得到合成子1和合成子2。

普鲁卡因　　　　　　　合成子1　　　　合成子2

再找到合成子 1 和 2 的合成等效体，对于合成等效体要进一步分析其稳定性、经济性等综合因素，看是否有必要对官能团等结构进行转化或保护，如合成等效体 1 的—NH₂ 稳定性相对不够，可以由—NO₂ 得到，而苯环上的—COOH 则可以由—CH₃ 等基团氧化得到，因此合成等效体 1 可以由对硝基甲苯转化而来。

$$\text{合成子1} \equiv \text{合成等效体1} \Longrightarrow \text{对硝基甲苯}$$

$$\text{合成子2} \equiv \text{合成等效体2}$$

综合考虑以上因素后，可以制定一条普鲁卡因的合成路线，即以对硝基甲苯为起始原料。当然该路线并不是唯一的，化合物合成往往都有多种路线，需要在分析比较各自的优劣势后，再做选择。

第三节 原则

化合物合成没有固定的路线和原料，但一条好的合成路线应该具有路线简洁、原料易得、产率高、成本低、环境友好等特点，要符合绿色化学的理念。绿色化学即用化学的技术和方法去消灭或减少那些对人类健康、社区安全、生态环境有害的原料、催化剂、溶剂和试剂在生产过程中的使用，同时也要在生产过程中不产生有毒有害的副产物、废物和产品。目前绿色化学有 12 项原则，见图 15-1。这些原则可以用于评估和指导化合物的合成路线设计等。

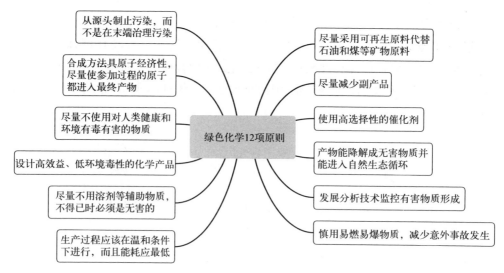

图 15-1 绿色化学 12 项原则

第四节 碳架的改变

碳架在有机化合物中非常重要,对理化性质的影响起到决定性作用,因此在化合物合成中,碳架的改变是关键步骤,主要包括碳链的增长和缩短,闭环和开环等。

一、碳链增长

碳链增长是指增加化合物中 C 原子的个数,可以增加 1 个或多个碳原子。碳链增长的常见反应有格氏试剂反应、酯化反应、羟醛缩合反应、傅-克反应等。

1. 格氏试剂反应

有机卤素化合物(卤代烷等)与金属镁(Mg)在无水乙醚中反应形成有机镁试剂,称为"格林尼亚试剂",简称"格氏试剂",通式为 R—MgX。R 中的 C 原子数可以是 1 个,也可以是多个,可用于化合物合成中碳链的增长。如醛或酮可以和格氏试剂发生加成反应生成相应的醇。

$$CH_3CH_2MgCl + CH_3\overset{O}{\underset{}{C}}CH_2CH_3 \xrightarrow[H_3O^+]{无水乙醚} CH_3\underset{CH_2CH_3}{\overset{OH}{\underset{|}{C}}}CH_2CH_3$$

2. 酯化反应

酯化反应通常是指醇或酚与含氧的酸(包括有机和无机酸),在催化剂、加热的条件下作用生成酯和水的反应。该反应是一个可逆的反应,酯会水解为酸和醇，为提高产物的收率，往往需把产物从反应体系中转移，且要控制好反应的温度。如乙酸和乙醇在酸做催化剂，加热条件下生成乙酸乙酯。

$$\text{CH}_3\text{COOH} + \text{CH}_3\text{CH}_2\text{OH} \underset{\triangle}{\overset{H^+}{\rightleftharpoons}} \text{CH}_3\text{COOCH}_2\text{CH}_3 + \text{H}_2\text{O}$$

在多元酸和多元醇之间发生酯化反应后可以形成内脂，构建环状化合物。同样，分子内的酯化反应也会形成内脂，构建环状。

$$\text{HOOC-COOH} + \text{HOCH}_2\text{CH}_2\text{OH} \underset{\triangle}{\overset{H^+}{\rightleftharpoons}} \text{(1,4-dioxane-2,3-dione)} + 2\text{H}_2\text{O}$$

$$\text{HOOC-CH}_2\text{CH}_2\text{CH(OH)CH}_3 \underset{\triangle}{\overset{H^+}{\rightleftharpoons}} \text{(γ-戊内酯)} + \text{H}_2\text{O}$$

如局部麻醉药苯佐卡因，化学名称为对氨基苯甲酸乙酯，临床上用于创伤面、溃疡面及痔疮等止痒止痛，其合成路线中就包括酯化反应。

$$\text{对硝基甲苯} \xrightarrow{\text{氧化}} \text{对硝基苯甲酸} \xrightarrow{\text{还原}} \text{对氨基苯甲酸} \xrightarrow[\text{CH}_3\text{CH}_2\text{OH}]{\text{酯化}} \text{苯佐卡因}$$

3. 羟醛缩合反应

醛和酮分子中，若含有 α-H，则会在烯碱的作用下缩合反应，生成 β-羟基醛或酮，这类反应称为羟醛缩合反应。β-羟基受热容易失去一分子水，变成 α,β-不饱和醛或酮。如 2 分子的乙醛，发生羟醛缩合生成 3-羟基丁醛，再脱水得到 2-丁烯醛。

$$\text{CH}_3\text{CHO} + \text{CH}_3\text{CHO} \xrightarrow{\text{NaOH}} \underset{\text{3-羟基丁醛}}{\text{CH}_3\text{CH(OH)CH}_2\text{CHO}} \xrightarrow{-\text{H}_2\text{O}} \underset{\text{2-丁烯醛}}{\text{CH}_3\text{CH=CHCHO}}$$

分子内也可以发生羟醛缩合反应，形成环状化合物。

$$\text{2,6-庚二酮} \xrightarrow{\text{OH}^-} \text{(1-乙酰基-2-甲基-2-羟基环戊烷)} \xrightarrow{-\text{H}_2\text{O}} \text{(1-乙酰基-2-甲基环戊烯)}$$

4. 傅-克反应

在无水 AlCl_3 等催化作用下，芳香烃与烷基化试剂或酰基化试剂作用，芳环上的氢被烷基或酰基所取代，在芳环上导入烷基或酰基的反应叫傅-克反应，该反应是苯环上引入取代基，增长碳链最常见的反应。傅克反应可分为烷基化反应和酰基化反应两大类。常见的烷基化试剂有卤代烃等，常见的酰基化试剂有酰卤等。

傅-克烷基化反应：C_6H_6 + CH_3CH_2Cl $\xrightarrow[\triangle]{无水AlCl_3}$ $C_6H_5CH_2CH_3$

傅-克酰基化反应：C_6H_6 + CH_3COCl $\xrightarrow[\triangle]{无水AlCl_3}$ $C_6H_5COCH_3$

二、碳链缩短

在化合物的合成中，有时候需要对碳链进行缩短，常见的有烯烃氧化反应、苯环侧链氧化反应、脱羧反应、甲基酮卤仿反应等。但从绿色化学的角度分析，缩短碳链不符合提高原子经济性的原则。

1. 烯烃氧化反应

烯烃中的双键较容易发生氧化反应，常温下，即可被酸性高锰酸钾（$KMnO_4$）溶液氧化，生成 CO_2、羧酸或者酮。

$$CH_3CH=CH_2 \xrightarrow[H_2SO_4]{KMnO_4} CH_3COOH + CO_2$$

$$CH_3CH=C(CH_3)_2 \xrightarrow[H_2SO_4]{KMnO_4} CH_3COOH + O=C(CH_3)_2$$

2. 苯环侧链氧化反应

苯环自身不易被氧化，但如果苯环上的侧链含有 α-H，则在酸性 $KMnO_4$ 溶液等氧化剂作用下可以被氧化，得到羧酸。不论苯环上侧链碳原子数多少，氧化产物均保留 1 个碳原子。没有 α-H 的侧链一般不能被氧化。

$$C_6H_5CH_3 \xrightarrow[H^+]{KMnO_4} C_6H_5COOH$$

$$C_6H_5CH_2CH_3 \xrightarrow[H^+]{KMnO_4} C_6H_5COOH$$

3. 脱羧反应

羧酸在加热的条件下，从羧基中脱去 CO_2 的反应称为脱羧反应。当羧酸的 α-C

上连有羧基、卤素和硝基等吸电子基团时，脱羧反应就更容易进行。

$$\underset{Cl}{CH_2COOH} \xrightarrow{\triangle} CH_3Cl + CO_2$$

4. 甲基酮卤仿反应

卤仿反应是甲基酮类化合物，在碱性条件下碳碳键断裂，生成卤仿和少一个 C 原子的羧酸盐的反应。

$$CH_3CH_2COCH_3 \xrightarrow[OH^-]{Cl_2} CH_3CH_2COCCl_3 \xrightarrow{OH^-} CH_3CH_2COONa + CHCl_3$$

第五节 不同化合物的制备

一、烯烃的制备

烯烃的制备一般采用消除的方法比较常见，如卤代烃的消除、醇的消除等。

$$CH_3CH_2Br + NaOH \xrightarrow[\triangle]{醇} H_2C=CH_2 + NaBr$$

$$CH_3CH_2OH \xrightarrow[\triangle]{H^+} H_2C=CH_2$$

二、炔烃的制备

乙炔可以用碳化钙（电石）水解产生，卤代烃的消除反应也可以得到炔烃。

$$CaC_2 + 2H_2O \longrightarrow HC\equiv CH\uparrow + Ca(OH)_2$$

$$Ph-CHBr-CHBr-Ph \xrightarrow[CH_3CH_2OH]{KOH} Ph-C\equiv C-Ph$$

三、醇、酚和醚的制备

醇的制备可以采用烯烃和水的加成，也可以用卤代烃的水解等。

$$H_2C=CH_2 + H_2O \xrightarrow[\triangle]{催化剂} CH_3CH_2OH$$

$$R-X + NaOH \xrightarrow[\triangle]{水} ROH + NaX$$

另醛和酮可以被还原生成相应的醇。如在催化氢化的条件下，醛被还原为伯醇，酮被还原为仲醇。

$$RCHO + H_2 \xrightarrow{Ni} RCH_2OH$$

$$R'\text{-}CO\text{-}R'' + H_2 \xrightarrow{Ni} R'\text{-}CH(OH)\text{-}R''$$

酚的制备选择以苯环为原料，先经过磺酸化等反应，最后水解得到。

$$C_6H_6 \xrightarrow[SO_3]{H_2SO_4} C_6H_5SO_3H \xrightarrow{NaOH} C_6H_5SO_3Na \xrightarrow{NaOH} C_6H_5ONa \xrightarrow{NaOH} C_6H_5OH$$

醚的制备常见于醇在分子间发生的脱水反应。

$$CH_3CH_2\underline{OH + H}OCH_2CH_3 \xrightarrow[140℃]{浓H_2SO_4} CH_3CH_2\text{-}O\text{-}CH_2CH_3 + H_2O$$

四、醛和酮的制备

含有 α-H 的醇，其氧化之后的产物即可得到醛或酮。在酸性重铬酸钾 $K_2Cr_2O_7$ 条件下，一般伯醇先被氧化为醛，再继续被氧化为羧酸；仲醇被氧化为酮；叔醇没有 α-H 不被氧化。

$$RCH_2OH \text{ 伯醇} \xrightarrow{[O]} RCHO \text{ 醛} \xrightarrow{[O]} RCOOH \text{ 羧酸}$$

$$R\text{-}CH(OH)\text{-}R' \text{ 仲醇} \xrightarrow{[O]} R\text{-}CO\text{-}R' \text{ 酮}$$

五、羧酸的制备

烯烃中的双键被酸性高锰酸钾（$KMnO_4$）溶液氧化，生成 CO_2、羧酸。苯环侧链上如果含有 α-H 也会被氧化为羧酸，且不管侧链有几个 C 原子，氧化后均只保留 1 个 C 原子。醇和醛也较容易被氧化为羧酸，醇可以先被氧化为醛，再继续氧化为羧酸，也可以直接被氧化为羧酸。

$$CH_3CH=CH_2 \xrightarrow[H_2SO_4]{KMnO_4} CH_3COOH + CO_2$$

$$C_6H_5CH_3 \xrightarrow[H^+]{KMnO_4} C_6H_5COOH \text{ 苯甲酸}$$

$$\text{醇} \xrightarrow{[O]} \text{醛} \xrightarrow{[O]} \text{羧酸}$$
$$\text{醇} \xrightarrow{[O]} \text{羧酸}$$

知识小结

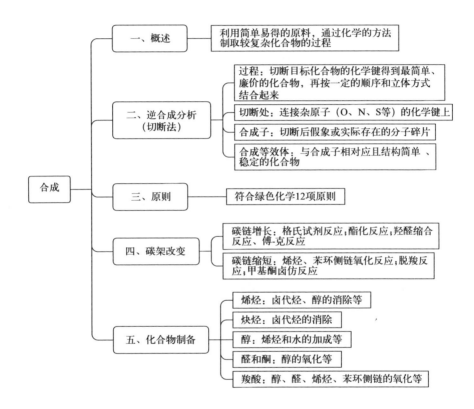

课后检测

一、选择题

1. 下列不符合绿色化学原则的是（　　）。
  A. 采用石油等原料　　　　　　B. 提高原子经济性
  C. 尽量使用无毒害材料　　　　D. 反应条件温和

2. 下列反应不属于增长碳链的是（　　）。
  A. 与格氏试剂反应　　　　　　B. 酯化反应
  C. 烯烃氧化反应　　　　　　　D. 羟醛缩合反应

二、填空题

1. 化合物逆合成分析时，化学键的切断一般选择含有_____原子的化学键上。
2. 苯环侧链被氧化后，会使侧链的碳链_____。

三、分析题

阿司匹林化学名称为 2-(乙酰氧基)苯甲酸，又称乙酰水杨酸，是应用极其广泛的解热镇痛、抗炎、抗血小板聚集药物，被称为世纪神药。请结合所学知识，设计一条合理的阿司匹林合成路线。

课后练习及答案

参考文献

[1] 张国升,吴培云. 药用基础实验化学[M]. 北京:科学出版社,2006.
[2] 查正根,郑小琦,汪志勇,等. 有机化学实验[M]. 合肥:中国科学技术大学出版社,2010.
[3] 尤启东. 药物化学实验与指导[M]. 北京:中国医药科技出版社,2010.
[4] 王玉良,陈华. 有机化学实验[M]. 北京:化学工业出版社,2012.
[5] 李兆龙,阴金香,林天舒. 有机化学实验[M]. 北京:清华大学出版社,2001.
[6] 陈长水,等. 微型有机化学实验[M]. 北京:化学工业出版社,1998.
[7] 顾可权,等. 半微量有机制备[M]. 北京:高等教育出版社,1990.
[8] 企钦汉,戴树珊,黄卡玛. 微波化学[M]. 北京:科学出版社,2001.
[9] 吴世晖,周景尧,林子森. 中级有机化学实验[M]. 北京:高等教育出版社,1986.
[10] 杜志强. 综合化学实验[M]. 北京:科学出版社,2005.
[11] 顾觉奋. 分离纯化工艺原理[M]. 北京:中国医药科技出版社,2002.
[12] 陆涛,陈继俊. 有机化学实验与指导[M]. 北京:中国医药科技出版社,2003.
[13] 赵临襄. 化学制药工艺学[M]. 北京:中国医药科技出版社,2003.
[14] 朱保泉. 新编药物合成手册(上、下册)[M]. 北京:化学工业出版社,2003.
[15] 王伯康. 综合化学实验[M]. 南京:南京大学出版社,2000.
[16] 张昭艾. 无机精细化工工艺学[M]. 北京:化学工业出版社,2002.